＼ここからはじめる ここから深める／

歯科衛生士のための訪問歯科ハンドブック

米山武義・篠原弓月　編著

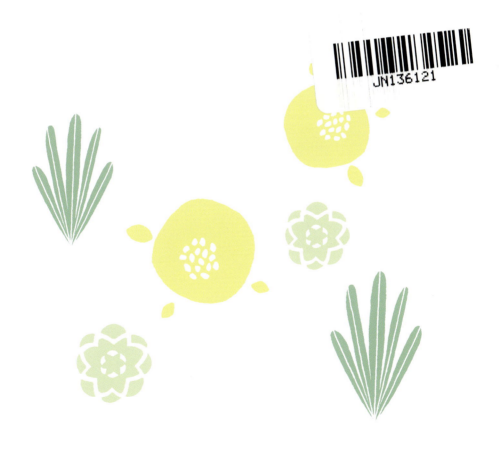

医歯薬出版株式会社

This book was originally published in Japanese
under the title of :

SHIKAEISEISHI NO TAMENO HOUMONSHIKA HANDOBUKKU
(Dental Hygienist's Handbook of Home-visit Dental Care)

YONEYAMA, Takeyoshi
   Dentist
SHINOHARA, Yuzuki
   Dental Hygienist

© 2018 1st ed.
ISHIYAKU PUBLISHERS, INC.
  7-10, Honkomagome 1 chome, Bunkyo-ku,
  Tokyo 113-8612, Japan

はじめに

　超高齢社会を迎えた現在,国の保健・医療・福祉施策における最重要事項の1つは,地域包括ケアシステムのなかで"治し,支える医療"を構築することであるといわれています.これまで歯科医療は,診療室の中で治療を完結し,他職種との連携は外科治療などのごく一部の分野に限られていました.つまり,「治す」ことで診療は終了したのです.しかし今日,複数の疾病を抱えて介護の手が必要な高齢者が増えるなかで,疾患を治しながら,あるいは治した後で,さらには疾病を抱えたままの方の生活を支えていくことが診療室の内外で必要とされています.

　つまり,歯科医療においても診療室から1歩外に出て,積極的に訪問診療を担うことが喫緊の課題として求められる,歯科訪問診療が日常的に必要な時代に入ったといえます.

　こうしたなか,歯科医師を対象とした多くの解説書が出版されていますが,口腔の管理の一翼を担う歯科衛生士を主たる対象としたハンドブックはあまりありません.この意味で本書が新たな歯科訪問診療の境地を開くと考えています.

　本書を制作するうえで,我々は以下の点を大切にしました.

① 歯科訪問診療を特別な診療形態ととらえないで,できるかぎり敷居を低くし,医学的な基本事項を順守したうえで,気を楽に気負わずに在宅や施設への診療に踏み込んでほしいという願いを込めました.
② 診療室と異なる,在宅や施設の場だからこそ配慮しなければならない視点を中心に解説し,本書の特徴の1つにしました.そのため,歯科訪問診療に取り組むうえでの心の在り方や具体的なマナーについて最初に取り上げました.
③ 歯科訪問診療の重要な使命の1つは口から安全に食べることを支援することです.食の支援についても基本的な事項をわかりやすく解説しました.
④ 歯科訪問診療で活躍している現場の歯科衛生士がこれまで経験した事例をまとめることで,現場に対する具体的なイメージをもっていただき,これから始める歯科衛生士の指標となるようにしました.

　なお,これまで我々は歯科訪問診療における口腔衛生と口腔機能に対する診療を「口腔ケア」と総称してきましたが,多職種協働において歯科に求められる専門性を踏まえ,歯科医療者の行う口腔の管理を「口腔健康管理」とし,そのうち,これまで器質的口腔ケアと呼んでいたものを「口腔衛生管理」,機能的口腔ケアと呼んでいたものを「口腔機能管理」とする流れがあります.本書では,その流れを踏まえつつ,文脈上,口腔ケアとした方がしっくりくる箇所については,従来通り「口腔ケア」という表現を使用しました.

　歯科衛生士がかかわる歯科訪問診療は「治し,支え,予防する」世界の構築に大きく貢献するものです.本書がこれから歯科訪問診療を始めようとしている歯科衛生士や歯科医師にとって1つの導きとなり,座右の書になることを心から祈っております.

2018年9月

編者一同

推薦の言葉

　日本の歯科衛生士の就業者数は，2016年の調査では123,831人であり，この50年間で44倍に急増しました．これは，近年の医療保険や介護保険において，歯科衛生士が行う業務への評価の高まりが背景にあると考えます．こうした状況のもと，現在の歯科衛生士のおもな就業場所は，歯科診療所が90.6％と圧倒的に多くなっています．しかし，地域包括ケアシステムの構築が急がれるなか，社会のニーズは従来の外来患者中心の「歯科医院完結型」から「地域完結型」へと大きく変化しています．つまり，歯科診療所勤務の歯科衛生士も，地域に出向き，他職種と連携しながら，その専門性を発揮することが求められているのです．

　在宅療養者や要介護高齢者の「口から食べる」機能を維持して，低栄養や誤嚥性肺炎を予防するなど，口腔衛生・口腔機能管理を担う歯科衛生士の役割に期待が高まっています．このような多様かつ重要な社会ニーズに対応していくためには，学校教育から継続した生涯研修が必要であり，本会においても生涯研修や認定研修の拡充に注力しています．

　このような社会状況のなか，『歯科衛生士のための訪問歯科ハンドブック』が出版されますことは誠に時期を得ており，歯科訪問診療に興味をもつ，あるいは今後かかわりをもちたいと思っている歯科衛生士にはまさに必携の1冊です．

　本書では，歯科訪問診療のスペシャリストの目から見た「訪問に入る前の心構え」「訪問でのマナーと注意点」が最初に記載されています．次に，高齢者の全身や口腔のみかた，注意が必要な全身疾患と服用薬，口腔機能・摂食嚥下障害の基礎知識等の「訪問に出る前に知っておきたい知識」，さらには歯科訪問診療の実際についても，歯科医師と同行した場合と単独訪問とに分けて詳しくイメージできるように記載されています．最後に，歯科訪問診療を取り巻く制度や他職種との連携の取り方，Q&Aを含め，訪問診療にはじめて臨む歯科衛生士に必要な情報が総合的かつ簡便にまとめられています．

　いままで歯科診療所に通院されていた患者さんが，入院や介護が必要となり通院できなくなっても，病院，施設，在宅に訪問して，人生の最期まで患者さんの生活に寄り添った歯科医療が提供できるように努力することは極めて意義深いことと存じます．本書を参考に，1人でも多くの歯科衛生士に歯科訪問診療に一歩を踏み出していただけることを願ってやみません．

公益社団法人日本歯科衛生士会
会長　武井典子

執筆者一覧

編著

米山武義	（歯科医師，静岡県駿東郡・米山歯科クリニック）
篠原弓月	（歯科衛生士，口腔栄養サポートチーム　レインボー）

執筆者（執筆順）

尾上庸恵	（歯科衛生士，口腔栄養サポートチーム　レインボー）
川野麻子	（歯科衛生士，口腔栄養サポートチーム　レインボー）
角田幸栄子	（歯科衛生士，滋賀県大津・医療法人セント・パウロ　光吉歯科医院）
杉山総子	（歯科衛生士，静岡県駿東郡・米山歯科クリニック）
寺本浩平	（歯科医師，東京都文京区・寺本内科・歯科クリニック）
佐藤和美	（歯科衛生士，東京都文京区・寺本内科・歯科クリニック）
山下ゆかり	（歯科衛生士，東京都世田谷区・ちとせデンタルクリニック）
猪原　健	（歯科医師，広島県福山市・猪原歯科・リハビリテーション科）
猪原　光	（歯科医師，広島県福山市・猪原歯科・リハビリテーション科）
村西加寿美	（歯科衛生士，滋賀県大津市・医療法人セント・パウロ　光吉歯科医院）

Contents

- はじめに ………………………………………………………………………… 3
- 推薦の言葉 ……………………………………………………………………… 4

Introduction 🍀【座談会】歯科訪問診療の世界へようこそ！ ……… 8

第1章 訪問に入る前に…… 歯科訪問診療で大切にしたいこと　18
- Notebook　納得して天国へ旅立っていただくために ……………………… 26

第2章 訪問でのマナーと注意点　30

第3章 訪問に出る前にこれだけは知っておきたい知識　38
- ① 全身のみかた，口腔のみかた ……………………………………………… 38
- ② 注意が必要な全身疾患 ……………………………………………………… 43
- ③ 栄養サポートについて ……………………………………………………… 47
- ④ 摂食嚥下障害についての基礎知識 ………………………………………… 48
- Notebook　高齢者の服薬について …………………………………………… 52
- Notebook　知って備える新型コロナウイルス感染症 ……………………… 53

第4章 歯科訪問診療の実際をみてみよう！　54
- ① 訪問前の準備 ………………………………………………………………… 54
- ② 実践編1　歯科医師の治療のアシスタントにつく場合 ………………… 63
- ③ 実践編2　歯科衛生士の単独訪問の場合 ………………………………… 75
- ④ さらにもう一歩編　口腔機能をみてみよう！ …………………………… 97
- Notebook　知っておきたい摂食嚥下機能のスクリーニング方法 ………… 104
- もっと詳しく勉強したい方のためのブックガイド ………………………… 105

第5章　歯科訪問診療をとりまく制度と他職種について知っておこう　106

① 歯科訪問診療はどんな場合に可能なのか？ …………………… 106
② 介護保険制度と施設の種類 …………………………………… 109
③ 連携すべき医療・福祉関係者にはどんな人たちがいるの？ ……… 113
④ 文書の書き方と保険の請求方法 ……………………………… 119

連携に必要な用語　これだけは！ ………………………………… 124

Notebook　ケアマネジャーとの連携のポイント ………………… 126
Notebook　カンファレンスや会議などへの参加
　　　　　　　～歯科衛生士としてできること ………………… 128

第6章　私たちの訪問ストーリー　130

Story 1 ● 訪問歯科衛生士の介入で口腔機能が向上したAさん ……… 130
Story 2 ● 歯科衛生士が訪問し生活を支える意識を，そして口腔
　　　　　機能を守る職種であることを気づかせてくれたDさん … 134
Story 3 ● 在宅訪問ヘルパーの協力により口腔衛生状態が良好に
　　　　　保てるようになったKさん ……………………………… 137
Story 4 ● 多職種と連携した食支援で経鼻経管栄養から
　　　　　経口摂取が可能となったTさん ………………………… 142
Story 5 ● ご家族に寄り添い，口腔ケアを通じて看取りまで
　　　　　かかわらせていただいたEさん ………………………… 146

Notebook　看取りに向けたケア ………………………………… 151

第7章　はじめての歯科訪問診療 Q&A　153

● 参考文献 ……………………………………………………………… 161
● 索引 …………………………………………………………………… 162

Page design ● 株式会社ビーコム　Illustration ● 田原直子
Photo ● 中野スタジオ，松橋晶子

Introduction

【座談会】
歯科訪問診療の世界へようこそ！

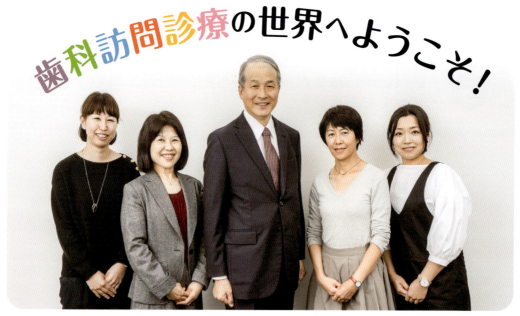

🍀 歯科訪問診療との出合い

 米山 この本は，『歯科衛生士のための訪問歯科ハンドブック』ということですが，最初に私が歯科衛生士とともに訪問診療に取り組みはじめた経緯をお話させてください．

　私がはじめて高齢者と関わることになったのは，大学を卒業したての1979年の春でした．友人から声をかけられて，静岡の特別養護老人ホームにボランティアで行くことになったのです．そのときは特養にどういう方が入所されていて，どういう生活をされているかまったく知らないまま，国家試験が終わったばかりでしたので，すこし華やいだ気持ちでその施設に向かいました．

　しかし，大学病院では見たことがない入所者の劣悪な口腔衛生状態に接しショックを受けたうえに，午前の診療が終わって昼食をとっているときに，窒息事故が起こったんです．職員総出で患者さんを逆さにしてゆさゆさやったんですが，結局亡くなられた．帰りは気持ちが重かったですね……．行きはユーミンの音楽を聴きながらでしたが，帰りはさすがに聴けなかった．1回限りの社会勉強のつもりでしたが，「この現状から逃げ去っていいのか」という感じがあって，それが後の活動につながっていくことになります．

　その後，歯周病科に残り，スウェーデンに留学して帰ってきた後も非常勤として施設でお年寄りを診ていたのですが，そこでは人生の最期に無残な，瓦礫の山のような口で死んでいく方々を目の当たりにしました．今でこそ「口のケア」という言葉が受け入れられていますが，そういう言葉すらない時代でした．そこで，大学病院でやっているプロフェッショナル・トゥース・クリーニング（PTC）を施設でも取り入れたらどうだろうかと考えました．最初は歯科衛生士からも「絶対無理です．先生は，外国に行って時差ぼけしているんじゃないか」と反対の声があがり

ました．しかし，やっていくうちに目に見えて成果が出てくるわけです．

あるとき，寝たきりの患者さんにひざまずいて口のケアをしている歯科衛生士を見たときに，その姿があまりに神々しくて，「ああ，この姿は天使じゃないか」と思ったんです．そのとき，私はこれからの高齢者医療の一端はまちがいなく歯科衛生士が担っていくものだと確信しました．

🍀 患者さんの苦しみに寄り添う歯科衛生士の力

米山　その後，地元で開業することになったときに，「老人ホームで口のケアをするのに力を貸してくれませんか」と，何人かの歯科衛生士に声をかけました．すると，一人の歯科衛生士の目が輝いたんです．その人が，いまいっしょに仕事をしている杉山総子さんでした（p.26「Notebook」参照）．杉山さんは30代後半だった私より10歳年長で，開業医に勤務していました．その彼女が，「私みたいな者でも，何か役に立ちますでしょうか」と言うんです．「とんでもない．ぜひ力を貸してください．杉山さん，これをご自分のライフワークにしたらどうでしょうか」と言ったのを覚えています．

その後杉山さんに肺炎に関する研究を手伝ってもらいましたが，その行き帰りに実にいろいろな話をしました．「人間ってなぜ苦しみをもって生きているんでしょうか」と──．彼女には人生のなかで人に言えないような苦労があったのです．それを乗り越えるなかで，目の前の苦しんでいるお年寄り，孤独なお年寄りに向かっている．あるとき，杉山さんと話をしながら，「苦労している人間ほど魅力的だ」と言ったんです．「苦労している人間だから，相手の苦しみがわかるんです」と．まさに，そこに彼女の出番があったのだと思います．

歯科衛生士は，さまざまな理由で一度診療室から離れてしまうと，仕事を継続することは無理だと思われがちです．しかし，杉山さんは70歳を超えたいまも，患者さんに慕われ，経済的にも自立している．**超高齢社会の**

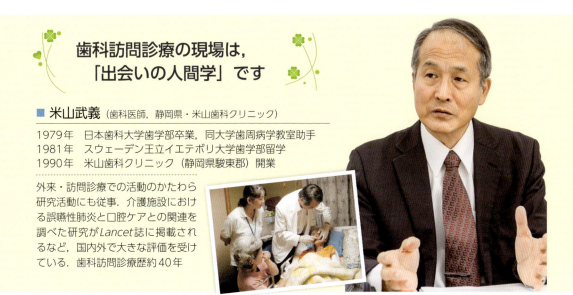

歯科訪問診療の現場は，「出会いの人間学」です

■ **米山武義**（歯科医師，静岡県・米山歯科クリニック）

1979年	日本歯科大学歯学部卒業，同大学歯周病学教室助手
1981年	スウェーデン王立イエテボリ大学歯学部留学
1990年	米山歯科クリニック（静岡県駿東郡）開業

外来・訪問診療での活動のかたわら研究活動にも従事．介護施設における誤嚥性肺炎と口腔ケアとの関連を調べた研究が*Lancet*誌に掲載されるなど，国内外で大きな評価を受けている．歯科訪問診療歴約40年

いま，歯科訪問診療は歯科衛生士の職業人としての寿命を延ばし，社会のニーズにも応えるすばらしい仕事なのではないかと思います．

🍀 訪問診療はじめの一歩〜私の場合

篠原 すばらしいお話をありがとうございます．杉山さんは私が憧れている歯科衛生士の1人です．杉山さんも40代からのスタートだったということに驚きましたが，私も訪問診療に携わるようになったのは30歳を過ぎてからです．もともとは総合病院に勤務し，歯科衛生士としては最初に産休をとって仕事を続けていたのですが，だんだん両立が難しくなりまして……．退職後は子育てに専念したものの，子どもが小学校に上がるころに「誰々ちゃんのお母さん」と呼ばれるだけの世界に行き詰まりを感じ，もやもやした気持ちが頭をもたげてきました．そこで職探しを始めたのですが，だいたい募集は「30歳まで」．8年のブランクがあったこともあり，すっかり自信をなくしてしまいました．

米山 それは厳しいですね……．そこからどうやって訪問にたどり着いたんでしょう？

篠原 偶然，「訪問歯科衛生士募集」という求人を見たんです．そこの先生が「これからの時代は歯科衛生士が1人で訪問して，患者さんを口から支えていく時代になる」とおっしゃって，私を採用してくださいました．それでも，当初は1人で訪問することがどういうものなのかピンときておらず，「ご自宅に行って歯磨きのお手伝いをすればいいのかな」と気楽に考えていました．しかし，実際に行ってみると，**診療室で完結していたこれまでの世界と違って，その方の生活や人生そのものに深くかかわっている確かな手応えがありました**．そして，「ああ，私がやりたかったことはこれだったのだ」と思えたのです．

米山 なるほど……．川野さんはどうしてこの世界に？

川野 よくベテランだと思われるのですが（笑），歯科衛生士歴はまだ6年です．というのは，私は一般の大学を出た後，しばらくは専業主婦をしていました．そして，篠原さんと同じく，子どもが小学生になったタイミングで近所の歯科医院で歯科助手として働くようになったんです．その仕事が楽しかったの

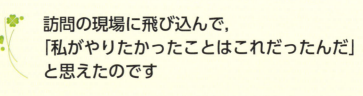

訪問の現場に飛び込んで，
「私がやりたかったことはこれだったんだ」
と思えたのです

■ **篠原弓月**（歯科衛生士，口腔栄養サポートチーム　レインボー）

1981年	東京医科歯科大学附属歯科衛生士学校卒業
2017年	歯科衛生士，管理栄養士とともに「口腔栄養サポートチーム レインボー」を立ち上げる

在宅，施設などにおける訪問口腔ケア，摂食嚥下リハビリテーションをはじめ，口腔ケアの普及活動や歯科衛生学校での教育に携わる．訪問歯科衛生士歴14年

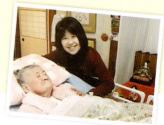

Introduction　座談会　歯科訪問診療の世界へようこそ！

で，「自分への挑戦」ということで，遅まきながら歯科衛生士学校に入ることにしました．

篠原　そこから，どうして訪問の道を選んだですか？

川野　「自分がどういう歯科衛生士になりたいのか」と考えたときに，まっさきに思い浮かんだのは，歯科助手をしていたときにかかわったお年寄りの方々の顔でした．私は患者さんとお話をするのが好きだったので，受付で「いまこんなに薬を飲んでいる」「いっぱい病気がある」という話を伺っていました．ですから，診療室の中だけ，歯科だけで高齢者にかかわっていくことに疑問をもったのです．**自分が歯科衛生士になったのが遅かったこともあり，最初は外来と訪問の両方をやっていましたが，若い人たちと違う強みが活かせるのは訪問なのではないかと思い，訪問診療のみでやっていこうと決心しました．**

尾上　**私が訪問に携わりはじめたのは，祖父の死がきっかけです．**卒業後は顎関節症専門のクリニックなどで働いていたのですが，あるとき独居だった祖父が足を骨折して入院し，そのまま介護施設に入ることになりました．この祖父というのが，近くの公園で毎朝欠かさずラジオ体操をするようなパワフルなおじいちゃんだったんです．でも，施設に入ったら，義歯は外され，ご飯が食べられずにガリガリにやせてしまって……．「絶対，義歯を入れたら食べられるようになる」と思ったのですが，当時は知識がなかったため施設の方に伝えることもできず，そうこうしているうちに亡くなってしまったんです．

米山　何と……．

尾上　人生の最期にかわいそうな思いをさせてしまった自分がふがいなくて，同じように困っている方のお役に立ちたいと思ったんです．

篠原　角田さんはこの中で一番お若いですが，なぜこの道に？

角田　私は訪問診療に携わるようになって3年目です．母が看護師だったので「手に職を」ということで歯科衛生士になりましたが，歯科衛生士を選んだのには，「人の死に近い現場は怖い」という気持ちがありました．それに，血を見るのが苦手なので，歯科衛生士だったら大丈夫かなって．いまとなっては

笑顔と元気なあいさつ，人の話を聞く姿勢があれば，誰でも訪問に出られます

■ 尾上庸惠（歯科衛生士，口腔栄養サポートチーム　レインボー）

1990年　専修学校 新東京歯科衛生士学校卒業．一般歯科医院，顎関節症専門医院にて勤務

数件の往診専門歯科医院に勤務し，老人施設，在宅，病院などで口腔ケア・食支援を行っている

訪問歯科衛生士歴5年

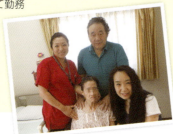
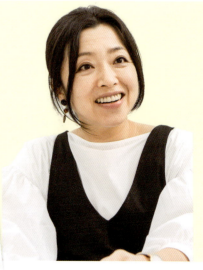

まったく逆の方向に進んでいるんですが（笑）.

訪問診療に興味をもったきっかけは，診療室で働きながら，週に1度，特別養護老人ホームに口腔ケアに行くようになったことです．それこそ，最初は何をしていいかわからず，「これでいいんだろうか」と思いながら，口腔ケアをしていました．しかしあるとき，介護士の方が「私たちには口を開いてくれない方も，歯科衛生士さんだと開けてくれる」とおっしゃってくださって……．その言葉を聞いて，**患者さんは私たちに口だけではなく心も開いてくださっているんだ**と感じて，診療室に来られない人のために何かしたいと思い，訪問専門の歯科衛生士として働くようになりました．

🍀 訪問診療は難しい？

篠原 私は，訪問診療に携わることで歯科衛生士として知らなかった世界が開けたと感じているのですが，多くの歯科衛生士にとっては，難しい，特殊な世界というイメージがあるようです．

川野 正直に言って，比較的若い世代の私の同級生のなかでも，訪問に携わっている人はそう多くはありません．ただ，子どもが生まれて仕事を離れている同級生に，「訪問ってどう？」と聞かれることは実はとても多いです．復帰後の働き方として興味はあるけど，他人のお宅に伺うことや有病者への対応に不安があって一歩を踏み出せないと……．

篠原 最初は「いろいろなことを勉強してからスタートしなくちゃ」って思うんですよね．でも，大切なのは，相手が何を求めていて，自分がその人にいま何ができるか，というシンプルなこと．**目の前の方に精いっぱいできることをやり続けながら勉強していくのでも大丈夫ではないかと思います**．

角田 最初のうちは，"訪問に行っても口を開けてくれない"なんてしょっちゅうです．そういう方でもお話だけはできたりするのですが，あるとき先輩が「**話すことで口腔機能の体操になる．笑顔を出すことが心のケアにもなる**」と言ってくれて，「ああ，それでいいのか」と．専門職としての技術や知識を高めていくことも必要ですが，最初は患者さんに寄り添ってお話を聞くだけでも十分じゃない

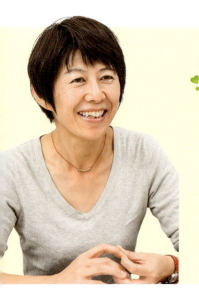

> 患者さんの人生を
> よりよいものにするお手伝いができる，
> この仕事にやりがいを感じます

■ 川野麻子
（歯科衛生士，口腔栄養サポートチーム　レインボー）

大学卒業後，会社員，主婦を経て歯科医院にて歯科助手として勤務．2012年　アポロ歯科衛生士専門学校卒業

歯科医院にて在宅・施設への歯科訪問診療に従事．訪問歯科衛生士歴6年

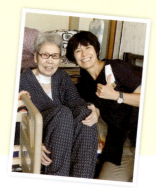

Introduction　座談会　歯科訪問診療の世界へようこそ！

でしょうか．

尾上　笑顔と元気なあいさつ，それから人の話を聞く姿勢があれば，誰でも訪問に出ていいと思うんですよ．笑顔で話しかけられて，嫌な気持ちになる方はそんなにいないので……．

川野　「若いから」とか「経験がないから」と言いますが，年齢にかかわらず，患者さんの気持ちに寄り添う心があればどんな方でも訪問に出られるのではないかと思います．

🍀 診療室と訪問との違い
　～訪問の現場はままならない？

篠原　最初に驚いたのが，**診療室に通えなくなってから訪問にたどり着くまでの空白の何年かで口腔環境が崩壊してしまった**，あるいは「忘れられている口腔」が非常に多いということです．また，看護師や介護職から「歯が残っていないほうがケアが楽なのに……」と言われたことにもショックを受けました．そういう現状は，いまもそう変わっていないと思います．

尾上　私は，寝たきりのために口の中がよく見えなかったり，嫌がって口を開けてくださらない方を目の当たりにして，**歯科衛生士として来ているのにケアをすることすらままならないことに戸惑いを感じました**．診療室では経験したことがないような場面が，訪問の現場ではたくさんあると思います．

川野　外来では「口を開けてください」と言えば開けてくださいますが，訪問診療では口を開けてもらうまでがなかなか大変ですよね．そういった対応の難しさもありますが，私はやはり患者さんの「死」に近い現場だということに一番戸惑いました．

　訪問を始めたばかりのころ，特別養護老人ホームでお口が非常に汚れた方の口腔ケアをした2日後にその方が亡くなられたことがあったんです．そのとき咄嗟に，「自分のせいかもしれない」と思って，すごく落ち込みました．乾燥した痰が喉に落ちたのかもしれないし，私の技術が未熟だったせいかもしれないって……．でも，同行した歯科医師が，「**川野さんがきちんとお口をきれいにして，あの方は気持ちいいお口で亡くなったよ**」って言ってくださった．その言葉に救われました

患者さんから逆に元気をもらって帰る，それが訪問の醍醐味

■ 角田幸栄子
（歯科衛生士，滋賀県大津市／医療法人セント・パウロ　光吉歯科医院）

2003年　滋賀県総合保健専門学校卒業後，一般開業歯科医院に勤務．2011年より週1回　特別養護老人ホームへ訪問．2014年より現勤務先に訪問歯科衛生士として勤務

訪問歯科衛生士歴3年

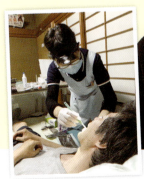
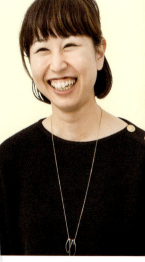

ね．それがなかったら，立ち直れていなかったかもしれません．

🍀 死に向き合うのが辛いときに……

角田 実は私は，身近な人の死を経験していないので，患者さんが亡くなられたときにそれを受け止めるだけの心の余裕がまだないんです．皆さんは，患者さんが亡くなられたときにどう受け止めていらっしゃいますか？

篠原 私も身近な人が亡くなった経験がなくて，死に直面したのは患者さんがはじめて，という感じでした．やはりすごくこたえて，患者さんが亡くなられた後はしばらく眠れなかった時期もあったんです．でもあるとき，ご家族から「お口が汚れていたけど，どうしていいかわからなかった．でも，篠原さんに教えてもらったことで，最期はきれいな口で看取ることができた」って言っていただけて……．その言葉で，**「ああ，歯科衛生士って人生の最期をよりよく迎えていただくことにもかかわる仕事だったんだ」**と気づかされました．それからは，「すべてはその方が最後に命がけで私に教えてくださっていること」と感謝して受け止め，ただ落ち込むのではなく，"次のケアの力に変えなきゃ"と思うようになりました．

米山 私も患者さんの死やいろいろな辛い場面に出合うことを苦しいと思ったことがあります．でも，最期の場面を多く見させていただくうちに自分自身が謙虚になっていくんですよ．死というのは，ある意味，避けることができない絶対的なものです．その前で，自分の愚かさや力のなさ，そういうものを教えられるわけです．訪問診療では患者さんの人生すべてを包含して対応しないと，歯ではなくて"その人自身"を見ないと，患者さんは口すらも開けてくれません．**歯科訪問診療の現場は，患者さん一人ひとりとの出会いが医療人としての我々を磨いてくれる，「出会いの人間学」ともいうべき場なのではないかと思います．**

訪問診療に携わるうえで，死は避けて通れません．でも，死を忌むべきものとして見るのではなく，必ず人間は死にゆくものとして，その瞬間をよりよいものにするための支援をすることが，いずれ我々自身にも返ってくるのではないかと思うのです．

🍀 忘れられている口腔に向き合う

米山 先ほど，篠原さんのご発言で，「忘れられている口腔がある」という話がありました．いま，歯周病のメインテナンスが大事だとさかんに言われますが，通えなくなったらメインテナンスはそこで終わりなんでしょうか？

川野 一般的に，診療室に通えなくなった方が現在どのように生活されているか関心がない印象があります．

米山 人間って，いつ，どこでハプニングがあるかわからないんですよね．入院するかもしれないし，障がいをもつかもしれない．障がいをもったら，いままで診療室で築いてきた関係が壊れてしまうというのは，私は違うと思うんです．**診療室に通っているうちから，「もし通えなくなったらぜひ連絡してくだ**

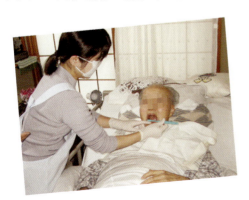

さい」と歯科訪問診療の案内をする．この姿勢と行動が当たり前な時代をつくらなくてはならないと考えています．それでこそ，診療室で取り組む予防やメインテナンスが真に価値のあるものになるのではないでしょうか．

篠原 私が活動する東京都新宿区は，比較的歯科訪問診療が充実している地域ですが，一般区民の中では30％程度しか訪問歯科の存在は知られていません．ですから，米山先生がおっしゃるように，「歯科にも訪問診療があります」「通院できなくなったらぜひご相談ください」という流れを診療室からつくっていくことがこれから求められていくと思います．

川野 診療室と歯科訪問診療は本来は延長線上になくてはならないですよね．診療室にメインテナンスに来ていた患者さんが来られなくなったときに，「こちらから行きますよ」と声をかけることで，すこしずつ訪問につなぐ流れができていけばいいと思っています．

🍀 歯科訪問診療のやりがいとは？

篠原 私は当初，歯科衛生士の訪問を「口をきれいにする」というイメージでしか捉えていなかったのですが，だんだんと機能面でのアプローチの大切さに気づきました．要介護高齢者は，口の機能へのかかわりがないと，機能がどんどん落ちてしまって，次第に食べられなくなってしまいます．しかし，口腔機能や嚥下機能に対して介入することで，食べる機能を維持・向上することができる．口から食べることを支援することはその方の生きることを支える大事な仕事だと思うんです．**その方の人生そのものに視点を広げてかかわれる，より多くの役割が果たせるというのが歯科訪問診療の醍醐味ではないでしょうか．**

川野 **その方が納得して一生を終えることのお手伝いができるというのは私のなかで非常に大きなことです．**生活に入っていくと，その方がどうやって生きてきたのか，何を思っていまの生活をされているかを肌で感じることがあります．そうしたなかで「いままで人に話したことはないんだけど……」と打ち明け話をしてくださることもある．そんなときは，その方の気分を楽にしたり，前向きな気持ちになったりするためにほんのすこし役立っているのかもしれない，と感激します．

尾上 私は，そうですね……．在宅でご家族だけで介護されていると，会話が少なくなっていて，患者さんが淋しそうな顔をされていることがあるんですね．そんなとき，お口のトレーニングを兼ねてお話をしたり，歌ったりすることで，最後にはご家族もご本人も笑顔になったり，食事のことをアドバイスしたら「食べられるようになったよ」と喜ばれたり，そんなささいなことに幸せを感じます．

角田 ふだん独居で会話がない方が，**私が行ったときにすごく大きな声を出して笑ってくれて，その声を聞いてつられて笑って，逆に元気をもらって帰る．**それがやはり訪問の醍醐味というか，患者さんから大きなものを与えていただいていると感じています．

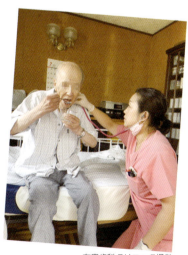

有貴歯科クリニック提供

命を救う「口のケア」は歯科衛生士が最前線

米山 ご存じのとおり，超高齢社会のいま，日本人の死因の3位は肺炎です．私はさまざまな病院や施設に行っていますが，口腔ケアが普及したといっても，病院や施設によっては取り組みが追いついていないところがまだたくさんあるんです．でも，たとえ，人工呼吸器をつけていても口腔のケアをしっかりやれば肺炎は防げるというエビデンスがでています．そして，現実問題として**口の管理を誰がやるかと言ったら，その最前線にいるのは歯科衛生士であることは間違いないでしょう．**

篠原 米山先生が発表された口腔ケアと肺炎に関する研究によって[1]，医師や看護師などにも口腔ケアの重要性が認知されるようになりました．私たち歯科衛生士はあのデータに活かされていると感じています．

これから訪問診療に挑戦する方へ

角田 訪問診療に興味をもったら，「とりあえず，行ってみる」のが一番だと思います．そのとき，笑顔を忘れず，「教えてください」という謙虚な態度で入ると，どんな職種の方も皆さんいろいろと教えてくださいます．**勉強する心さえあれば誰でも訪問に行けると思うので，まずはチャレンジしてみてください．**

川野 訪問診療に携わっていると，**私たちの訪問を楽しみに待ってくださる患者さんがたくさんいます．**そんな方々との出会いを多くの歯科衛生士に経験してもらいたいですし，全身疾患や食支援のことなどを勉強すると，もっともっとやりがいが広がると思います．

尾上 私は訪問診療に携わったことで，患者さんから学び，**人間的にも成長させていただいていると思っています．**やりがいに溢れた現場ですので，多くの方に携わっていただきたいです．

篠原 訪問診療でかかわる患者さんは，特別な方ではありません．**ついこの間まで診療室に通っていらした方を"特別"にしてしまっているのが歯科の現状です．**そういう方のお役に立つことができる訪問診療の現場を，もっと多くの方に知ってほしいです．私のようにブランクがあっても，訪問の現場には人生経験を活かせる場所があります．難しく考えず，自分のできるところから始めてください．

米山 多くの方が口腔に深刻な問題を抱え，健康を脅かされているいま，診療室に通えなくなった高齢者をどうするかというのは歯科に与えられたミッションであり国レベルの課題です．それを明るい方向にもってくのは皆さん歯科衛生士で間違いありません．医学的基本事項を守ったうえで，礼儀と医療人としての謙虚さ，それからいちばん大切な「患者さんに寄り添う心」．この3つをもってぜひ飛び込んでください．

私は歯科医師として歯科衛生士さんたちにエールを送りながら，この分野に1人でも多くの方が入ってくるように応援しようと思います．

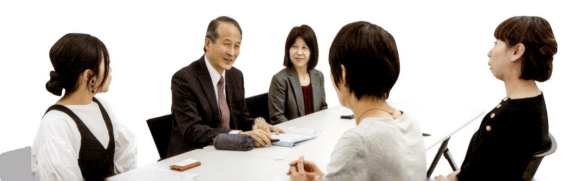

\ここからはじめる ここから深める/

歯科衛生士のための
訪問歯科ハンドブック

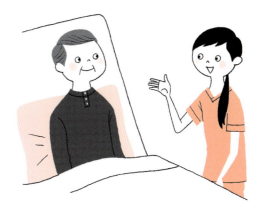

第1章 訪問に入る前に……
歯科訪問診療で大切にしたいこと
これがすべてのスタートです

米山武義（米山歯科クリニック／歯科医師）

◆ はじめに

　歯科訪問診療でもっとも大切なことは「心の在り方」です．この心が清らかで純粋なものであればあるほど，訪問診療の「質」が変わってきます．しかし，この「心」という対象が掴みどころがなく，厄介で難しいものです．「汝の心をここに出しなさい」と急に言われても誰一人として，この心というものを出すことも形容することもできません．しかし一方で，心は身体，行動にさまざまな形で表れます．たとえば表情や態度に如実に表れます．悲しいときはおのずと伏し目がちになり，言葉少なく，肩を落とします．誰に教わったわけでもないのに，皆，同じようなしぐさをします．楽しいことがあったとき，口元と目元に嬉しいという笑みがこぼれ，背筋も伸びます．それ故に我々の行動やしぐさのほとんどが，この心の影響を受けているといっても過言ではありません．

　訪問診療の際，我々が伺う家庭の患者さんのなかには，病気や障がいで心が暗くなり生きるエネルギーが減少している方，自分の人生に納得できずに怒りをもっている方など，さまざまな感情が交錯している方も少なくありません．それだけに相手の心の状態を知り，何が求められ，何が不足しているかを考えたうえで，患者さんや患者さんの家族とエネルギーの交換ができるような心の準備が必要です（図1）．

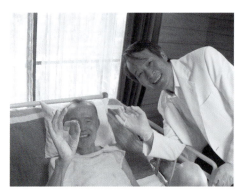

図1　熱傷で一時は生命の危機に瀕していたAさん（78歳）

栄養状態の回復ために訪問診療の依頼を受け，義歯を作製したところ，みるみる元気になり，〇印をいただいた．心が1つになった瞬間だった

患者の「患」という字は"心に串を刺す"と書きます．肉体的に辛さをもっているだけでなく，心にも辛さをもっています．この関係を知って，心を大切に育てていくと，自然と相手に優しくなり，行動がみるみる変わってきます．そして相手も変わってくる．このなかでプロとしての「品」が備わり，訪問診療の「質」が変わってくるのです．

◆ 歯科訪問診療の現場とは，どのようなところか

　さまざまな調査を見ても"住み慣れた家で人生を終わりたい"と願う人がほとんどです．居宅や高齢者の施設はまさに生活の場であり，そこに歯科関係者が入るということは，歯と口腔に関してすこしでも苦痛がなく，口腔内外の疾病の予防を図り，快適に生活できるように支援することです．それだけに，診療室とは違った配慮や準備が必要です．しかしこのことは，緊張感に満ちた環境に入るということではありません．むしろ，医療の原点にふれるという体験を我々医療人に与えてくれます（図2）．特に，これからはじめて在宅医療に携わる歯科衛生士にとっては"歯科衛生士になって本当によかった"と思える機会になると信じています．ともにかかわる歯科医師や先輩歯科衛生士は，医療の原点（人としてのかかわり，人を大事にするかかわり）の姿を示すことが大切です．

　在宅医療の現場は，どの訪問先でも共通する点と異なる点があります．共通する点は介護する人と介護される人の関係が存在するということ，健康であったときと比べ，思うようにいかない人生がどこかに表われているということです．また，経済的にも少なからず負担を感じている家庭も多いでしょう．その方の生き様が療養の場に非常に濃厚に表れています．

　さらに家族との関係は家庭によって微妙に異なります．また，施設も施設ごとに雰囲気が異なります．このことは病院への訪問診療でも同様です．これは介護に対する理念や方針，家庭内での人間関係が異なるからです．だからこそ，我々は，歯

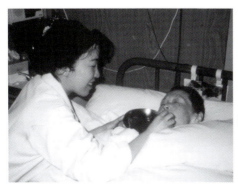

図2　1980年代，特別養護老人ホームにおいて同僚の歯科衛生士が四肢麻痺の方に口腔のケアをしてくれた．この光景を見たとき，歯科医療の原点だと直感した．歯科衛生士が天使のように感じられた

科訪問診療についてのしっかりした理念やポリシーをもつ必要があります．

しかし，改めて皆さんにお伝えしたいことは，難しく考えず，礼儀と優しさに満ちた医療人としての基本的な対応を心がければ十分スタートできるということです．

◆ 在宅医療と医療人の使命

我々医療人の務めは「四苦八苦」の人生に対して「抜苦与楽」を施すことです．つまり，患者さんの苦しみを抜き，安らぎを与える仕事です．このことは，技術的な術をもって痛みや辛さ，不自由さをとり除くと同時に，温かく接することで傷ついた心を癒す仕事と表現するとわかりやすいように思います．

人生は突き詰めるところ，苦の連続だと思います．何一つ，自分の自由になるものはありません，一時自分の思うようになったとしても，つかの間の出来事です．楽しいことがあったとしても，長くは続きません．まさに，無常です．また，我々は生涯を通してさまざまな病気のリスクを抱え，病気から逃れることもできません．そして必ず1年1年老いていく．自分にとって嫌な人，苦手な人とは何回も出会わなければならず，愛する人とは突然の別れがあるかもしれない．そして，自分自身の死――．誰もこの理から逃れることができません．それゆえ，ある意味で人間は実に弱い存在と言えます．だからこそ人と人との関係がますます大切になると思います（図3）．

ところが，要介護状態になるとこの人間関係がより希薄になるので，孤独感が大きくなります．要介護となった患者さんへの対応は，複雑化した苦しみに寄り添うことにより，その苦しみを抜いてやり，話し相手になることにより，安心を与えることだと思います．技術も大切ですが，心がもっと大切です．肉体と精神との乖離

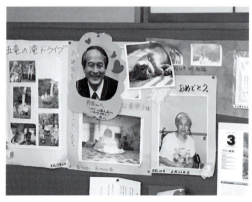

図3　最近，あるご婦人（80代）とお別れをした．長期にわたって特別養護老人ホームで治療と口腔のケアを通して携わらせていただいたが，お元気がなくなったとき，ホームの職員と担当の歯科衛生士が話し合い，私の顔写真を壁に飾ったところ，ずっと見つめ続け，元気を取り戻したそうだ（照れくさかった）

が悩みや苦しみの原因になります．高齢者の方を知ることとは，年齢とともに変化する肉体やその方の生活環境，それによる心の動きを知ることにほかなりません．とはいっても，高齢者の心理的特性は個人差が大きく，一般論を知ったうえで個人の特性に合わせた対応が必要です．

◆ 患者さんと患者さんのご家族とのかかわり

はじめて人と会うときはだれでも緊張するものです．療養されている方は，どんな歯科医師や歯科衛生士が来るのか，緊張して訪問を待っているかもしれません．残念ながら，すべての方が歯科に対して抱くイメージがよいということはありません．これまでの歯科受診の経験から，できればかかわりたくない，あるいは本当に必要最小限で済ませたいと思っているケースも多いかもしれません．

患者さんとそのご家族とのかかわりの基本は，心の交流ができるかどうか，言い換えれば，自分の気持ちをわかってくれる優しい人だという印象をもっていただけるかが重要です．往診として単に痛みの軽減を図るだけが目的であれば，数回のかかわりで済みますが，医学的管理の下，長期的にわたってかかわる場合，人間関係がうまく成り立たないと双方が辛い思いをします．また，訪問による成果や効果が出ません．

たとえば誤嚥性肺炎の予防や安全な食事の支援を行う場合は，訪問の回数が多くなります．長期にわたって受け入れていただけなければ成果が出ませんし，セルフケアや家族や介護者によるケアが実践されなければ，口腔内の状態は改善せず，予防効果も発現しません（図4, 5）．

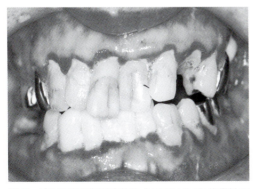

図4　がん治療で在宅療養をされていた70代男性の初診時の口腔内．多量の歯垢で歯面は覆われ，全顎にわたる歯周炎でブラッシングにも困難を伴った

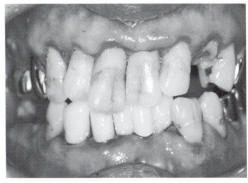

図5　初診から3週間後．週2回の歯科衛生士の訪問と奥さまの熱心なケアでわずか3週間でみるみる歯肉の炎症は改善し，口臭も消退した．患者さんのお顔から笑みがこぼれるようになった

◆ 歯科衛生士が創るケアの世界

心が開けば，口が開く．口が開けば，心が開く

　歯科衛生士という職業は，技術と心，この両面をもって患者さんに接することができるすばらしい専門職だと思います．"生きる，死ぬ"という差し迫った出来事に直接かかわることが少ないかわりに，生きる喜びや意欲をかき立てることができるポジションにあります．だから，ご高齢の患者さんでも気軽に自分の悩みごとを打ち明けてくれる．私は超高齢社会をうるおいに満ちた社会にできる専門職が歯科衛生士だと信じています．

　「口腔は看護の質をよく表す」と言ったバージニア・ヘンダーソンの言葉はあまりに有名です．それだけ口腔は昔から顧みられてこなかったのです．1999年の英国医学雑誌 *Lancet* に「劣悪な口腔衛生は世界中の高齢者において共通する事実である」という論文が掲載され，たいへん驚いてしまいました．どの先進国でも高齢者の口腔は不衛生で守られていないのです．「口は健康（病気）の入口，魂の出口」と言われるように，口腔は肉体と精神の健康とに密接に関係しています．しかし，この口腔という領域を歯科の視点からのみ捉えると極めて狭小なイメージとなります．医師の多くは，口腔のことにはほとんど関心がなく，歯科医師は歯のことには関心を抱いても，デリケートで生命活動の源である広い意味の「口腔」については，意外と注意を向けません．ましてや全身の健康や精神衛生上の健康と口腔を結び付けようという人はほとんどいませんでした．

　この現実を考えたとき，歯科衛生士は口腔と健康を結びつける大切な役割を担っていることに気づきます．私は，施設での診療で，なかなか口を開けてくれない認知症の高齢者に接するなかで，「心が通じたら口を開けてくれるのではないか」と考え，我々のこれまでの価値観を捨て去り，心をベースに接することにしました．無理やり口を開けさせては心を傷つけてしまうと考えたからです．実際，「心に触れさせてください」という思いで，目を見て優しく語りかけていくうち，あるときから急に大きく口を開けてくれるようになり，治療がスムーズに進められたという経験を持っています．

　歯科治療をスムーズに進めるために緊張感をとるという意味でも歯科衛生士による口腔健康管理は非常に効果的であり，その仕事は極めて重要です．心をそっと開いてもらうようなケアは，肉体だけでなく精神的な健康を創造するきっかけになります．「心が開けば口が開く，口が開けば心が開く，心が開けば社会が変わる」この関係に気づいたときから，人生観が変わりました．

◆ **高齢者の心を紐解く**

　　　　私の患者さんで「死にたい，死にたい」とユニットの上でつぶやくAさんという男性の方がいらっしゃいました．年齢は75歳，奥さんに先立たれ，お1人で生活されています．子どもさんがいらっしゃるようですが，奥さんの前夫との子どもで，40代後半の女性ですが，一切寄り付かないそうです．当初，義歯の製作を希望されて来院されましたが，治療終了後，メインテナンスの提案をしたところ，"ぜひ"という返事で，これまで3～4カ月に1回のメインテナンスを欠かしたことがありません．

　　　　来院ごとに「最近，調子はどうですか？」と問いかけると「駄目だね，身体は悪いところばっかりだよ．死んだ方がましだ．死にたいよ」とつぶやくように語る．その顔は決して悲壮感に満ちてはいないものの，生きていることの辛さを感じます．私はその言葉が出ると必ず，「私も決して生きることが楽ではありません．むしろ辛さを忙しさでごまかしているかもしれない」「Aさん，辛いんだったら，歯医者の手入れなんかは，負担になりませんか？」と問う．そうすると「先生，そんなこと言ってはダメだよ．看護婦（歯科衛生士）さんが優しくて話を聞いてくれるから，心が楽になる．これだけはやめないで来るよ」と言われる．私は高齢者は老いの苦しみがあるだけでなく，孤独感が増し，心の問題を抱えている人が多いと感じます．大切なことは，生きるなかで積もった心の叫びであるその方の話を聴くこと（傾聴）だと思います（図6）．

　　　　私にはとてもつらい経験があります．私の小学校の恩師のお嬢さんで，29歳だった方ですが，口数の少ない，優しい方でした．齲蝕治療後のメインテナンスに何回か来られていましたが，あるとき，無断キャンセルをされました．おかしいなと

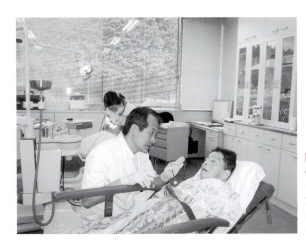

図6　老いる苦しみに加え，肉体の苦しみや孤独は心を萎えさせ，うつ状態を引き起こす．歯科のかかわる領域は口腔であるが，同時に相手の心と優しく向き合うところにすばらしい価値が存在する

思って，数日後，小学校の同級生に電話をしたところ，自殺したとのことでした．"嗚呼，なんで話してくれなかったんだ"と悔しくて悲しくて，しばらくひどく落ち込みました．私は彼女の心の動きを読み取ることができなかったのです．その点，Aさんは自分の辛さをまだ口に出してくれるから安心だと感じました．

一般的に歯科医療従事者は，生きるか死ぬかの場面にはめったに遭遇しません．それゆえに患者さんは気軽に心のうちを話してくれる可能性があります．とくに高齢者の場合，話を聞いてくれる人が周りにいないケースがほとんどです．治療や予防処置が効率的にはかどらないという一面がありますが，3回に1回でも生活のことや生きがいのことなどを何気なく聞いてみてください．その心配りに表情が明るくなると思います．

◆こころに響く一言　小さな配慮や気遣いが，安心感を与える

老人ホームでの診療のなかで忘れられない思い出があります．ある日，特別養護老人ホームに行き，入所者の義歯の試適をしようと思って，咬合器に目をやったら，「○月○日，昇天されました．ありがとうございました」と書かれていました．一瞬，"死んだ人が書いた？"と思いました．当然のことながらそんなことはありえません．実は歯科診療のアシストについた看護師が，その方に成り代わって書いてくれたのです．私は，この看護師さんの温かい心遣いと仕事への姿勢のすばらしさに思わず涙が出てしまいました．そして，死と隣り合わせの老人ホームの入所者を護る職員の意識の高さにただただ驚いてしまいました（図7）．

人間の一番の不安は，死に対する不安です．このどうしようもないテーマに対して，日ごろどのように人々に接しているかが重要です．そして，相手の不安をいかに軽減して差し上げるかという心構えが大切です．歯科医療関係者にとっては，通

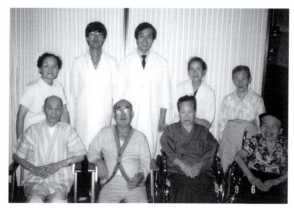

図7　1980年代，歯肉炎に対する口腔衛生管理（PTC）の効果を調べるために特別養護老人ホームで介入研究を行った．そのときの思い出深い写真．施設職員をはじめ，入所者の方の協力にはいまでも感謝している．心をベースとしたかかわりがいかに大切かを物語っている

常経験することのないテーマかもしれませんが，訪問での口腔衛生指導や口腔のケアの場面では遭遇するかもしれません．私は，せめて相手の抱いている不安にできるだけ近づけるように自らの心を動かし，孤独感を抱かせないように対応することが今後の歯科衛生士に求められる課題であると思います．

　ちなみにこの施設では，亡くなったときそっと霊安室にご遺体を運ぶのではなく，皆さんに別れの挨拶ができるように，職員の方が棺を押して施設全体を回ります．そして，1年後，前の年にお亡くなりになった入所者の方を偲ぶ会が開かれます．

　私は，訪問診療のなかで人間としてさまざまな経験をさせていただきました．そして人格の重要な部分が形成されたように思います．私自身が，高齢者の年齢に近づいてきた昨今，若い方々，とくに歯科衛生士の方々には，十分技術を習得するとともに，エネルギーの減弱した患者さんに心のエネルギーを注ぐことができるような人になっていただきたいと思っています．

　訪問診療で培った経験は診療室での臨床にも必ず役に立ちます．そして，人生そのものが深みのあるものに変わっていくでしょう．

お年寄りは我々の未来

　若いときはお年寄りのしぐさや動きに対して，好意的な印象をもてないかもしれません．しかし自分の両親がその年齢になり，見守りや介護が必要になると，世間の優しさや支援が身に沁みてありがたく感じるようになります．実際，高齢者は心では自分のことをいつまでも全盛期の20代と思っていますが，身体がついていかないのです．つまり心と身体の調和が崩れたときに，辛さを強く感じるようになるのだと思います．

　私もあと1年後に65歳を迎えるにあたり，自分の親の心理状態がわかるようになりました．歯科訪問診療は高齢者の方に接するための知識と技，そして心を活かすとてもすばらしい機会になると思います．地域社会で慕われる歯科医院，そして歯科衛生士になるために，高齢者の心をいっしょに学んでいきましょう．そこには我々の将来の姿があるからです．

Notebook

納得して天国へ旅立っていただくために

杉山総子（米山歯科クリニック／歯科衛生士）

口へのかかわり　はじめの一歩

「私たちはたくさんの方々に支えられて生きています．私たちもそろそろ地域のために何か恩返しをしていきませんか？」

米山武義先生から歯科衛生士仲間にこのようなお話があったのは，1993年の春の日．「特別養護老人ホーム」がまだあまり世になかったころ，月1回，その入所者の方々に対する口腔清掃のボランティア活動へのお誘いでした．

そのときはじめてお会いした米山先生は30代後半，私は開業医勤務15年の46歳でした．「私たち歯科関係者が地域のなかでお役に立ちながら，専門職としての幸せを感じることができるのです」と熱く語られる米山先生に，私はいままで感じたことのない，歯科衛生士としての仕事の可能性と光を見いだし，勇気をいただいたのでした．

学ぶ喜び

地域の有志である歯科医師5名と歯科衛生士5名が集まり，老人の病気や服用薬について，精神についての勉強会が重ねられました．当時，老人についての参考書など無に等しく，知識のある先生方による手づくりの勉強会でした．週1度，暗い夜の山道をまだかまだかと車を走らせ，たどり着く施設での勉強会でしたが，いままでまったく知識のなかった分野についての学びは，新鮮で楽しく，心がワクワクする時間でした．

ただただ純粋な心と，歯ブラシ1本が，施設入所者の方々と向き合う大切な道具でした．

歯を磨く習慣のある人は自分で磨いていましたが，歯ブラシを持っていない人，何年も磨いていない人もいらっしゃり……25年前のことですが，口へのかかわりはまだまだそんな存在だったのです．

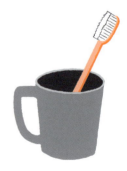

悲しみに寄り添う

　「お口のお掃除をさせていただけませんか？」お一人おひとりに話しかけていきました．「これから死のうと思っているのに，なんで歯磨きなんかしなければいけないんだ！」と，汚れで埋もれた歯をむき出しにして怒るN男さん．近寄ると，手が出て足が出て，さらに噛みついてくるK子さん．枕元で話しかけると，ただオンオンと泣きじゃくるB子さん．このB子さんの悲しみは いつまで続くのだろうと思うとせつなく，子どものころに聴いた優しい歌を歌いながらそっと手を握り，せめて，この方が天国へ旅立つときまでには悲しみが終わってほしい，と願わずにはいられませんでした．

　米山先生が「口を見せてもらえなくても向き合って，話をし合えるだけでもよいのです」と助言してくださったことで，私たちはゆったりと施設入所者の方々に向き合うことができました．

　いま思えば，私たちが十分な知識もなく，歯ブラシ1本で勝負しなければならなかったからこそ，口腔清掃に対する私たちの思いを受け入れていただけるか，純粋に悩むことができたように思います．

片麻痺のあるN男さん

　大学を出てすぐ，職場内を自転車で走っていて転倒し左麻痺になり，いつも死のことを考えていたN男さん．心配してくれていた母親が亡くなり，自分も何度も死のうと試みたが片麻痺のため上手に死ねなかったと．これからだってどうやって死のうか，いつも考えているのだ，とも……．

　施設の敷地には畑があり，その横でウサギとヤギを飼っていました．N男さんは杖を頼りに外に出て，そのウサギとヤギの世話をするのが日課でした．私は駐車場に着くとまず，ウサギとヤギに挨拶をし，そしてN男さんとおしゃべりをしました．植物好きな私は農業大学を出て広い知識をもっていたN男さんから，専門的なことをいろいろと教えてもらいました．

　そんなある日，彼は居室で私を待っていてくれました．「今日は歯磨きのことを教えてもらおうと思ってね──」

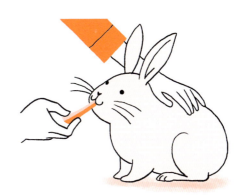

私の心は飛び上がってしまいました．もともと，真面目な方なので，プレゼントした歯ブラシで，お伝えした磨き方を毎日実行してくださり，歯と歯肉はみるみる改善していきました．検診してくださった米山先生に2人で褒められ，私たちは手を取り合って喜びました．

K子さんから学んだこと

　精神的な問題があり，手足が出て噛みつくK子さんとのかかわりも，私にとって貴重な学びの場でありました．ある日のこと，後ろから呼びかけ，歌を歌いながらそっとK子さんの肩に手をかけ，そのまま肩を抱きしめて優しい歌を歌いつづけました．K子さんは私の身体の暖かさを感じ取ってくれたのか，力を抜いて，私に身を預けてくれたのです．その日から私と車椅子の彼女は膝を交えて座り，歌を歌ったり，お話をしたりして過ごしました．K子さんは恵まれなかった母親のこと，家族とのことなど，涙を流しながら話してくださいました．けして精神疾患のある方ではないと，私は思いました．

　もちろん，歯磨きも受け入れてくださいました．驚くことに，嫌がっていた入浴も拒否しなくなった，と職員の方が喜んでくださいました．

　口にかかわるということ，それはある意味で，その方の人間性にかかわるということではないかと学びました．ケアされる人間とケアにかかわる人間が，お互いに理解しあい，心の交流をはかることの先に，より理想的な「口へのかかわり」はあるのではないかと思ったのでした．月1度の，ボランティアで行っていた活動は，そのうち施設から手当をいただくようになり，歯科医師も歯科治療で介入することになりました．そして，1人の熱心な職員の「時間はつくるもの」というかけ声のもと，夕食後に入所者全員の口腔清掃を実施してくださるようになりました．

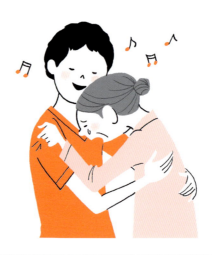

B子さんの旅立ち

　ある朝，私たちが施設に着いたとき，いつも泣いてばかりだったB子さんが息を引き取りました．当時，このような死の場面に向き合うことがあまりなかった私たちは，おそるおそるベッドを覗き，驚きました．口元には笑みを浮かべ，穏かな優しさあふれる美しいお顔だったのです．職員さんがそばで話してくださいました．

　「B子さんは，皆さんが来て優しく話しかけ歌を歌ってくださるのを，いつも楽しみにされていたのですよ．だからこうして笑顔で皆さんに最後の挨拶をされているのでしょうね」と――．

　その日の反省会で，米山先生がおっしゃいました．「私たちの口へのかかわりは，その方が納得して天国へ旅立つための1つのお手伝いとしましょう」と．

　B子さんはご自分の旅立ちをもって，私たちに口へのかかわりについて大切なことを教えてくださいました．

　あれから25年の年月が経ちました．たくさんの要介護高齢者，障害者の方々と出会い，口を通して，その方その方の人生に思いも時間も重ね，接してきました．多くの方の旅立ちのお手伝いもさせていただきました．そして，そのときのその方のお顔が納得して旅立たれた穏やかなやさしいお顔であることに願いを込めるのです．なぜならその旅立ちのお顔は，その方のこの世に残す最後のメッセージであるからです．ご家族，まわりのすべての方々に，そしてこの世の中に"ありがとう"の感謝の気持ちをお顔に表現されているのだと思えるのです．

　「私たちの口へのかかわりは，その方が納得して天国へ旅立つための1つのお手伝いとしましょう」米山先生がおっしゃったこの言葉は，私たちが仕事をするうえで，心に染み込んだ大切な1つの理念となっています．

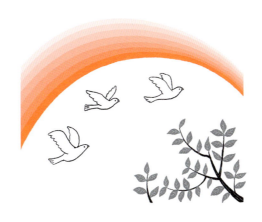

第2章 訪問でのマナーと注意点

篠原弓月（口腔栄養サポートチーム　レインボー／歯科衛生士）

● はじめに

　はじめてのお宅を訪問するときは緊張しますね．迎える側の患者さんやご家族はもっと緊張してお待ちです．どんな人だろう，何をされるのだろう，何を言われるだろう，と警戒心が強くなっている方もおられます．初対面の振る舞いは第一印象を決めるポイントになります．

　感染症が流行っている時期でなければマスクは外し，笑顔でお互いの緊張をほぐしましょう（図1）．「治療やケアをしに行く」だけでなく「療養生活を歯科医療者として支える」ために生活の場に立ち入らせていただく，という気持ちで訪問します．高齢者のご家庭では日本人としてのしきたりやマナーを大切にされているお宅もあります．例えば靴は脱いだら揃える（図2），和室の敷居や畳のへりは踏まない（図3），座布団を踏まない，仏壇の前に物を置かない，などです．

　知らないと相手に不快な思いをさせてしまうことになりますので，本章では継続した訪問のための心構えやマナーをお伝えします．

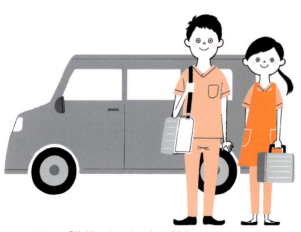

図1　「笑顔であいさつ」は基本

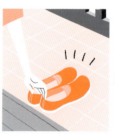

図2　靴は脱いだら揃える
美しい振る舞いは好感をもたれます

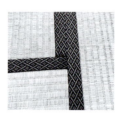

図3　畳のへりは踏まずに歩く

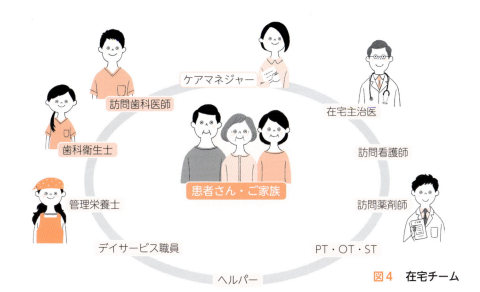

図4　在宅チーム

● 外来診療と訪問診療の違い

　訪問診療においては，歯科の立場から患者さんやご家族が介護生活をより円滑に，そして穏やかに過ごせるように，さまざまな職種とチームを組んで連携し，支援していきます（図4）．

　以前ケアマネジャーが「前に依頼した歯科の担当者は，いつの間にか来て，いつの間にか治療が終わっていた．こちらには何の連絡もなかった」とこぼされたことがありました．訪問では「ほう・れん・そう（報告・連絡・相談）」を心がけ，他職種とも信頼関係を築き，同じ方向性と目標を共有して支援する姿勢が求められます．

● 生活の場に立ち入るということ

　介護生活を継続するために必要なことではありますが，さまざまな人の訪問を受けるというのはご家族にとって気疲れするものです．日々慣れない介護をされているご家族には頭の下がる思いです．患者さんだけでなくご家族の気持ちにも寄り添うかかわりも大切にしたいものです．

　他人を家に入れることに対して，
- 人とのかかわりが煩わしい・面倒
- 家の中が片づいていない

- 自分の介護について否定されそうで嫌だ
- 歯科治療を長年受けなかったことを咎められないか
- 防犯上信用できる人なのか

などの不安要素があります．

　また，口はデリケートゾーンなので，家族ですら口の中までは見たことがない，義歯を使用していることを知らなかった，という場合もあります．そのため，口腔ケアが十分にできておらず，義歯が汚れている状態であっても，咎めることはせずやんわりとケアの必要性を伝えていくようにします．

介護家族の想い

　家族による介護の状況については，どの家庭も円滑とは言いきれません．それまでの夫婦の仲，家族関係，習慣，宗教観などから価値観の違いが生じる場合もあります．「こうするべき」「こうあるべき」と医療者の視点が強くなりすぎ，価値観の押しつけになってしまうと，患者さんやご家族，また他職種とも隔たりが生じてしまいます．柔軟な考えをもち，患者さん，介護家族の想いや「こうありたい」「こうしていきたい」という希望をていねいに聴き取り，寄り添う支援をしていきたいものです．

　介護の閉ざされた空間で疲弊しているご家族もおられます．外の風を入れるちょっとした会話で気持ちがすこし楽になっていただける場合もあります．たとえば，訪問の途中で見かけた季節の花や最近オープンしたパン屋さんのことなどを話題にしてみるのはどうでしょう．

　また，ご家族が愚痴や心配ごとの話し相手を求めているときもあります．介護家族が安定した精神状態，身体状態でないと療養生活は継続できません．患者さんに対する愚痴をこぼされることもありますが，患者さん・ご家族のどちらにも偏りすぎず，ねぎらいの言葉をかけながら話を聴き，中立の立場でいるように心がけます．また，万一虐待のような形跡（あざや目の前での暴力など）に気づいたらケアマネジャーに報告，相談することをお勧めします．

訪問時の服装

　決まった訪問用のユニフォーム（パンツタイプがお勧め）がない場合や公共交通機関で移動する場合は，私服で訪問し，ケア用のエプロンを付けます．膝まずく姿勢を取ることもあるのでエプロンは短めの丈がもたつかず動けます（図5）．白衣は緊張させてしまうため避け，ユニフォームは明るい色のものにするとよいでしょ

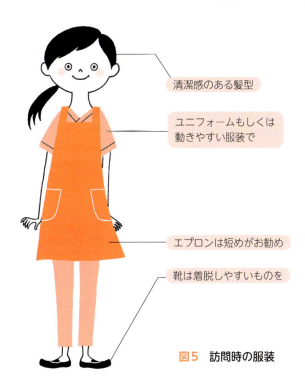

図5　訪問時の服装

う．私服の場合は華美なもの，黒い服は避け，動きやすいものを選びます．
　髪型は清潔感あるようにまとめ，靴は簡単に脱ぎ履きできるものが便利です．

● 訪問の予約について

　訪問の依頼元が在宅診療医や訪問看護師などケアマネジャーでない場合は，事前に訪問歯科が介入することになったことを担当ケアマネジャーに連絡します．そのときに「居宅サービス計画書」（第1表～第3表，図6）の情報提供を依頼します．第1表，第2表から，介入してる医療機関や介護サービスの種類，生活に対する意向や援助方針，生活上の目標や具体的な援助内容などが把握できます．第3表に1週間のサービスのスケジュール（p.76参照）があるので，そこから空き時間や患者さんやご家族に負担をかけない時間帯を検討し，予約日の候補を挙げて，患者宅に電話し予約日を決めます．電話の際には，「いま，お電話を続けてもよろしいですか？」と相手の状況を確認することを忘れずにしましょう．そのとき，移動のため，あらかじめ到着時間に幅をもたせることをご了承いただきます．車で移動の場合は駐車場の有無の確認しておくと安心です．また体調の変化や家族の急用などでキャンセルされる場合は，わかり次第連絡を入れていただくようお願いしておきます．
　初回訪問日が決まったらケアマネジャーに連絡します（図7）．ケアマネジャーは都合が合えば同席する場合もあります．

第 1 表

居宅サービス計画書(1)

作成年月日　平成　　年　　月　　日

初回・紹介・継続　　認定済・申請中

利用者名　　　　　殿　　生年月日　　年　　月　　日　　住所

居宅サービス計画作成者氏名

居宅介護支援事業者・事業所名及び所在地

居宅サービス計画作成（変更）日　　　年　　月　　日　　初回居宅サービス計画作成日　　　年　　月　　日

認定日　　　年　　月　　日　　認定の有効期間　　　年　　月　　日 ～　　年　　月　　日

要介護状態区分	要介護１　・　要介護２　・　要介護３　・　要介護４　・　要介護５
利用者及び家族の生活に対する意向	
介護認定審査会の意見及びサービスの種類の指定	
総合的な援助の方針	
生活援助中心型の算定理由	1．一人暮らし　　2．家族等が障害、疾病等　　3．その他（　　　　　　　）

第 2 表

居宅サービス計画書(2)

利用者名　　　　　殿　　　　作成年月日　平成　　年　　月　　日

生活全般の解決すべき課題(ニーズ)	目標				援助内容					
	長期目標	(期間)	短期目標	(期間)	サービス内容	※１	サービス種別	※２	頻度	期間

※１　「保険給付の対象になるかどうかの区分」について、保険給付対象内サービスについては○印を付す。
※２　「当該サービス提供を行う事業所」について記入する。

第 3 表

週間サービス計画書

利用者名　　　　　殿　　　　作成年月日　平成　　年　　月　　日

		月	火	水	木	金	土	日	主な日常生活上の活動
深夜	4：00								
早朝	6：00								
午前	8：00								
	10：00								
午後	12：00								
	14：00								
	16：00								
夜間	18：00								
	20：00								
深夜	22：00								
	24：00								
	2：00								
	4：00								

週単位以外のサービス	

図６　居宅サービス計画書（第１表，第２表）・週間サービス計画表（第３表）

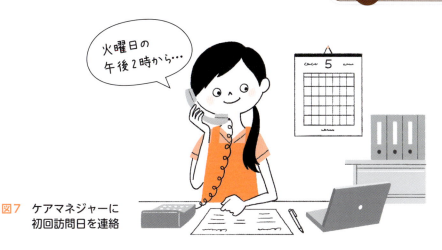

図7 ケアマネジャーに初回訪問日を連絡

● 訪問前の準備

初回の訪問では，医療保険証・介護保険証・介護保険負担割合証やお薬手帳などの準備をお願いしておき，訪問してから慌てさせないようにします．また，忘れものをして十分な処置やケアができなかったということのないよう，事前に持ち物の準備と確認をします（詳しくは，p.57〜参照）．特に補綴物のセット日はセット物を忘れないように注意しましょう．

● 訪問当日のマナー

◆ 訪問時間

時間を守ることは最低限のルールです．はじめての訪問や高齢のご家族が介護している場合などは，前日または当日朝に再度電話で訪問時間を確認します．予約時間よりも早く訪問するのはマナー違反です．万一時間に遅れそうになったら（10分以上），わかった時点で早めに連絡を入れます．前の訪問先の処置が長引いてしまった，道路が渋滞している，電車の遅れなど理由も伝えます．

◆ 呼び鈴を鳴らす前に

帽子，雨具やコートは玄関前で脱ぎます．濡れた傘も玄関内には持ち込まないよう，畳んで傘立てや端に立てかけておきます．自転車用のレインコートなどは大きなビニール袋に入れ，玄関を濡らさないように気をつけます．インターフォンで「○○訪問歯科からうかがいました，△△です」と挨拶をします．

◆ 玄関で

扉を開けたら笑顔と明るい声で挨拶をします．このときに介護者の様子（疲れた表情をされていないかなど）も観察します．玄関では軽い挨拶に留め，居室に招か

れて患者さんも交えてから正式に挨拶します．靴は揃えて脱ぎ，下駄箱側の端に寄せます．

◆ 療養されている部屋に案内されたら

　　初回訪問時は，「〇〇訪問歯科からうかがいました，歯科衛生士の△△です」とはっきりと名乗り名刺を渡します．耳の遠い患者さんにはゆっくりと，やや低めのトーンで話すと聴き取りやすいです．このとき，患者さんの顔色，表情，声の大きさや声の張り（嗄声はないか）を観察します．何度か訪問を重ねていくうちに「いつもとちょっと違う」心身の様子に気づけるようになります．

　　患者さんがベッド上や車椅子にいらっしゃる場合は，立ったまま上から見おろすように話しかけず，ひざまずき目線の高さを合わせます．マスクをしたままでは相手にこちらの表情が見えませんから，処置やケアのとき以外は外します（インフルエンザや新型コロナウイルス感染症が流行っている時期はその旨断りを入れます）．

◆ 居室の温度や湿度

　　老々介護や独居の場合，エアコンのリモコンを操作できず，真夏でも冷房を使用していない，暖房と冷房を間違えて入れていた，というようなこともありました．必要に応じエアコンをつける，温度調整をするなどで熱中症対策にも配慮します．冬もエアコンの連続使用で室内が乾燥しすぎると，寝たきりで口呼吸の患者さんでは口腔乾燥がさらにひどくなります．加湿器を勧める，濡れタオルを掛けておくなどの乾燥対策をします．室内の環境にも気を配ることが大切です．

◆ 治療やケアの準備

　　手早く必要な物品を準備します．置き場所がない場合は物を移動させる許可を取ってから準備し，終了したら必ず元の状態に戻します．ベッドのギャッジアップや端座位・車椅子への移乗など，利用者の負担にならない可能な範囲で治療やケアに適した安全で快適な姿勢に整えます．姿勢やベッドの角度を変えるときは，必ず説明と声がけを怠らないようにしましょう．

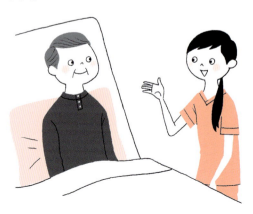

◆ 物をお借りするとき

　　洗面所で手を洗う，歯ブラシ類を洗う，姿勢を整えるのにバスタオルを使うなど，ご家庭の物をお借りするときには声をかけて使用目的を伝え，了承を得るようにします．洗面所まわりを水しぶきなどで濡らしてしまったら拭き取っておきましょう．

◆ 退出するとき

　　次回予約の確認などが終わったら，挨拶をして退室します．訪問で出たごみは持ち帰り，医療廃棄物として処理します．玄関でスリッパをお借りしている場合は，向きを揃えて端に置きます．

　　訪問先では患者さんにもご家族にも心身ともに余計な負担をかけないことが大原則です．また来てほしいと思っていただけるような好感のもてる振る舞いと心遣いを身につけましょう．

施設訪問のマナー

　　施設への訪問のマナーは在宅に準じますが，施設では対応するスタッフが毎回同じとは限りません．報告はどのような形で誰に（担当相談員・看護師など）行うかを初回訪問時に確認します．また，歯ブラシや口腔保湿剤などの消耗品を購入していただく場合，ご家族との連絡はどのようにするかを決めておきましょう．

　　処置等の説明はご家族に替わり，施設担当者に必ず伝えます．特に新しく義歯が装着された日は立ち会ってもらい，着脱方法や清掃方法などを説明します．また，駐車場を借りる場合はどの位置に停めたらよいか事前に確認します．電話連絡は食事時間前後は人手が手薄になるのでなるべく避けます．施設に入るとき，退出するときの挨拶は忘れないようにしましょう．

脱いだ靴は下駄箱側に置きますが，あるとき介護されている奥さまが私たちが履きやすいように玄関中央に寄せてくださっていたのに気づきました．膝の悪い方が身を屈めて揃えてくださったことを思うと申し訳なく，次からそのお宅では中央に置くようにしました．

第3章 訪問にでる前に，これだけは知っておきたい知識

寺本浩平（寺本内科・歯科クリニック／歯科医師），佐藤和美（寺本内科・歯科クリニック／歯科衛生士）

1 全身のみかた，口腔のみかた

● 高齢者の全身状態のみかた

表1 患者さんの全身をみる際のポイント

□ 顔色はどうか
□ 表情はどうか（無表情，麻痺）
□ 声，話し方はどうか？（話し方のスピード，声の質，話の内容）
□ やせていないか
□ 認知機能は正常か？

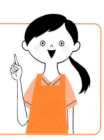

高齢者はさまざまな疾患に起因する身体症状や精神症状を抱えている患者さんが多いため，全身状態の把握は重要です．診療やケアに入る前に顔色はどうか，表情は豊かか，やせてはいないか，認知症状がないかなどを評価することが重要です．口腔を介して患者さんにかかわる際，「木を見て森を見ず」といった状況に陥らないよう，患者さんの全身があってそのうえに口腔衛生管理（口腔ケア）や口腔機能管理があるということにまずは目を向けることが肝要です．

口腔ケアや診療はときとして患者さんに緊張や精神的負担を与えてしまうこともあり，また，高齢の患者さんでは全身状態が容易に変化しやすいものです．そのため，リスクを回避する意味でも，「バイタルサイン」を把握することは大切です．

◆ バイタルサインとは？

バイタルサインとは，意識，血圧，心拍数／脈拍数，呼吸数，体温を差し，生命の維持にかかわるもっとも重要な徴候です．これらに加え血中酸素飽和度（SpO_2）を把握することは特に高齢者の安全な診療・ケアのために重要です．

```
呼吸数    12〜20 回（分）
脈拍数    60〜80 回（分）
血圧(mmHg)  最高血圧 110〜130  最低血圧 60〜85
体温（腋窩温，℃）  35.5〜36.9
※老年期は皮膚の熱伝導の低下に伴い体温も低下する
```

図1　バイタルサインの目安（成人）
個人差があるため，各患者さんの平常値を把握することが大切

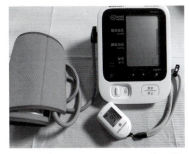

図2　パルスオキシメータと血圧計

Case この患者さんの全身状態を，どうみますか？

この患者さん（図3）は車椅子に座り，麻痺している右手を麻痺していない左手で支えています．右足はフットペダルの上にあり左足は地についていますから，手足は完全に右麻痺だということがわかります．既往歴に脳梗塞とあり，通常は梗塞により障害を受けた脳の反対に麻痺がでるため左脳梗塞ということがわかります．左の脳には言語野が存在し，そこに梗塞を起こしていますから言語障害があるかもしれません．ということは，失語症などで言葉がでにくくなったり，つじつまが合わなくなったりすることがあるかもしれないと考えながら口腔診査に入ることが重要です（図4）．

歩行障害があり車椅子をつかっているのであれば，ベッドに臥床している時間も長いでしょうから，褥瘡が仙骨あたりにあるかもしれません

このように一見してわかる患者さんの状態と疾病の情報をリンクさせていくことが，歯科訪問診療では特に求められます．

- 74歳，男性
- 3カ月前に脳梗塞を発症

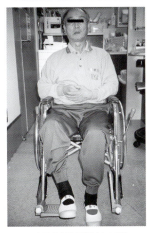

図3　要介護高齢者の例
（日本大学歯学部摂食機能療法学講座・植田耕一郎教授提供）

（右片麻痺）→（左脳卒中？）※1 →（失語症の可能性？）※2
※1　通常，麻痺は梗塞により障害を受けた脳の左右反対側に出る
※2　左脳には言語野が存在

（失語症の種類）
- ブローカ失語（言葉が出にくいだけで理解はできるタイプの失語）
  → きちんと説明をすればたいていの処置や訓練は可能
- ウェルニッケ失語（言葉は流暢に出てくるがつじつまが合わなくなる失語）→ ある程度会話をしたら処置に移ることも必要

（車椅子）→（歩行障害）→（褥瘡はないか？）

図4　図3から考えられること

口腔状態のみかた

◆ 要介護高齢者の口腔内はどんな状態か？

病院，施設，在宅等で療養中の要介護高齢者の口腔内は，口腔衛生管理がなされず放置されているようなケースはまれではありません（図5）．このような口腔内の不衛生は肺炎の原因となり，日本人の死因の第3位を占めます．つまり，「口腔ケア」は「命のケア」と言っても過言ではないのです．

◆ 口腔の状態と評価の方法

歯科訪問診療で求められる口腔清掃には大きく2つの側面があります．1つ目は，専門職としての口腔衛生管理，2つ目は介護職や看護職，ご家族に対する日常的な口腔ケアの指導です．特に2つ目は，専門職でない方にもわかりやすい内容でないと意味がないので，できるだけシンプルかつ簡便な口腔内の評価を用いることが重要です．

❶ 歯の状態

最初に欠損の状態や齲蝕・歯周病の状態を確認する際に歯石の付き方や性質，齲蝕があれば同時多発齲蝕や根面齲蝕，残根などはないかなども視野に入れて診査しましょう．

❷ 口腔清掃状態

日常的口腔ケアが自立しているのか，介護職員や家族などによる介助が必要なのかを踏まえて口腔内の清掃状況を評価しましょう．既往歴を確認したうえで，口腔内の麻痺等に起因したプラークや食物残渣の付着がないかを確認します．口腔内の

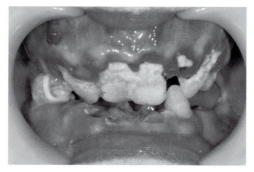

図5 要介護高齢者の口腔内

清掃状況から，口腔の機能も読み取るような視点が重要です．また，主観評価にはなりますが，口臭の強さも確認しておくとよいでしょう．

❸ 咬合と義歯の状態

義歯がある場合は，清掃状況と適合を確認しましょう．そのうえで，自身で着脱ができているのかを確認し，介助者への義歯清掃指導が必要かを判断します．そのうえで，咬合関係が適正かどうかをチェックしてもらうとよいでしょう．

❹ 粘膜の状態

粘膜に関しては，口内炎や潰瘍，カンジダなどの粘膜の異常がないか，汚れの付着部位と量，口腔内の湿潤状態を確認します．次に痰の付着があるかないかをみましょう．痰は粘性痰と乾燥痰に大別されます（図6）．粘性痰は簡単に言うとねばねば流動性の痰ですから，保湿剤は不適切です．スポンジブラシや口腔ケアティッシュ，球状ブラシなどで後ろから前に向かって巻き取るように除去します．さらに流動性が強い場合は，吸引付き歯ブラシを導入するのも有効な手段です．

乾燥痰（痂皮）はそのまま除去すると出血や痛みを伴います（図7）．まずは除去しやすいように，保湿ジェルなどを十分に塗り，ある程度乾燥痰がふやけてきたところでゆっくりと口腔ケアティッシュやスポンジブラシ，球状ブラシ等を使用するとうまく除去できます．

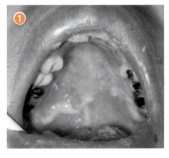
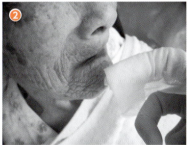

図6　粘性痰の付着症例
❶著しい口臭があった
❷口腔ケアティッシュでケアを行う

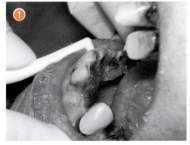
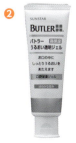
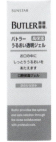

図7　乾燥痰の付着症例
❶乾燥痰（痂皮）が付着している
❷乾燥痰に使用する保湿ジェル（バトラーうるおい透明ジェル/サンスター）

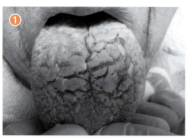
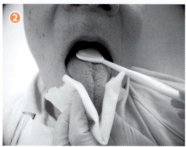

図8　舌苔の付着
❶要介護高齢者の舌
❷舌のケア

表2　要介護高齢者の口腔のチェックポイント

□ **歯の状態**
　歯式，歯石の付着，齲蝕（同時多発齲蝕，根面齲蝕，残根）
□ **口腔清掃状態**
　自立／介助が必要，麻痺による口腔清掃の偏り➡口腔の機能を読みとる
□ **口臭の有無**
□ **咬合と義歯の状態**
□ **粘膜の状態**
　粘性痰／乾燥痰／痂皮／口内炎／カンジダなど
□ **舌苔の付着**

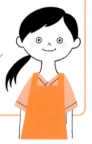

❺ 舌の状態

　次に舌に着目してください．まず，舌苔の有無を確認します．舌苔が著しい場合は，これが口臭や誤嚥性肺炎などの原因になるため，舌ブラシを使用します（図8）．舌苔はすぐに除去できるものではないので，日常的口腔ケアに取り入れてもらい，できれば1日1回でもいいのでケアをすることで功を奏します．

　歯科訪問診療における口腔衛生管理の目的は，肺炎予防という側面があります．そのため，診療室と異なり，歯や義歯だけではなく舌や口腔粘膜などの軟組織に着目する様相が強くなります．つまり，診療室でのイメージのまま要介護高齢者の口腔内に向かうと，無歯顎の方の痰や舌苔など，肺炎のリスクとなる問題へのケアが軽視されてしまうことになりかねません．

　さらには，看護師や介護職，在宅介護に関わるご家族にも，簡便で適切な評価方法に基づいた説明ができれば，系統だった口腔ケアの支援に結びつくと考えます．

2 注意が必要な全身疾患

● 注意が必要な全身疾患

　介護が必要になった原因はさまざまですが，要介護高齢者では脳血管疾患，パーキンソン病，認知症などの全身疾患が多く見受けられます．そのため，歯科訪問診療ではこのような疾患の特性を知ったうえで適切な対応をとることが重要です．もちろん，高齢者の抱える疾患は多岐にわたるため，最初からそのすべてを把握して臨むことは難しいでしょう．しかし，代表的な疾患については，知識を持ち合わせている必要があります．

● 脳血管障害（図1）

❶ 脳梗塞

　脳梗塞は，血栓等が原因して脳血管内の血流が止まり，一部の脳組織に壊死が起きる疾患で，一命を取り留めたとしても中途障害が残りやすいです．かつては日本人の死因の1位でしたが，現在は医学の進歩で4位になっています．しかし，受療率はいまだ高く，何らかの障害を抱えたままの生活を余儀なくされる要介護高齢者が増えた大きな要因となっている病気です．

　高血圧や糖尿病により動脈硬化が進行し，細い血管で起きるラクナ梗塞，太い血管に生じるアテローム血栓性梗塞，心臓にできた血栓が脳まで飛んで太い血管を詰まらせる心原性脳塞栓症に分類されます．

　後遺症は梗塞が起きた部位により異なりますが，運動障害，感覚障害，言語障害，嚥下障害等が見受けられます．

❷ 脳出血・クモ膜下出血

　脳出血は脳内の血管が破れ，局所に障害を生じます．くも膜下出血はクモ膜の下

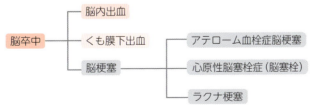

図1　脳血管障害の種類

部にあるくも膜下腔に出血を起こした状態を指します．いずれも脳梗塞と同様の後遺症を呈します．

　脳血管障害により口腔内に麻痺や嚥下障害が生じた場合，歯科医療従事者の積極的な介入が求められる時代になっていました．後遺症により顕著な左右差等が認められる場合では，誤嚥の可能性等を勘案し，できるだけ迅速にかつ安全なポジショニングで治療やケアを行います．機能が著しく衰えている場合などでは，機能回復を目的とした舌の訓練や頰ストレッチ，発音訓練などで機能面にアプローチし，自浄性を高めることも必要になります．

● パーキンソン病

　脳内の黒質線条体におけるドパミン産生が減ることで生じる疾患で，多くの高齢者にみられます．おもに錐体外路症状（パーキンソニズム）と言われる，振戦，筋固縮，無動，姿勢反射障害，すくみ足などが特徴的に現れます（図2）．進行するとwearing-off（ウェアリング・オフ）症状といって，薬を飲む間隔の影響で症状にはっきりとした変容がでますので，そこを理解したうえで，タイミングをみて迅速かつ効率的に治療やケアを行うことは大切です．口腔ケアにおいては，不随意運動によりケアが困難になったり，口が開けにくくなったりといった症状がみられるので，その点に配慮します．また，リハビリテーションでは，進行性の疾患であるためあまり能動的な訓練を強要しないように注意します．パーキンソン病の患者さ

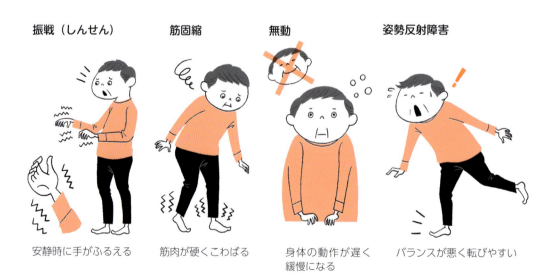

図2　パーキンソン病の患者さんの特徴

んは身体機能の低下があっても認知機能は保たれているケースが多いため、しっかりと説明したうえで治療やケアに入ることが大切です。

認知症

おもにアルツハイマー型認知症，レビー小体型認知症，前頭側頭型認知症，血管性認知症の主に4つに分類されますが，代表的な以下の2つを簡単にご紹介します。

◆ アルツハイマー型認知症

アミロイドβタンパクの凝集などにより，認知障害や記憶障害を伴う認知症で，女性に多い傾向にあります。比較的共通に生じる中核症状として，①記憶障害，②時間・季節・場所の感覚がわからなくなる見当識障害，③人やものがわからなくなる失認・失行・失語，④仕事や家事ができなくなる実行機能障害などが挙げられます。その他の周辺症状は多岐にわたり，暴力・徘徊・異食・妄想などがあげられますが，個人差があります。

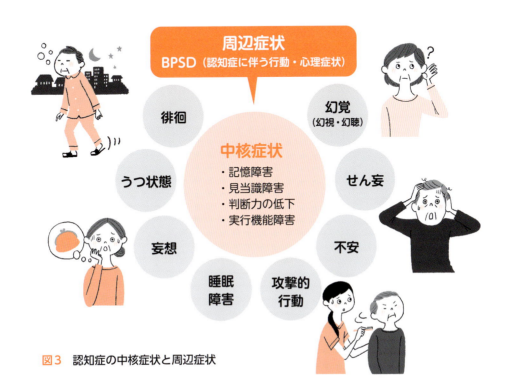

図3 認知症の中核症状と周辺症状

◆ **レビー小体型認知症**

　レビー小体ともいわれる，α-シヌクレインというタンパク質が脳に沈着して生じる認知症で，男性に多い傾向にあります．
　認知障害・パーキンソニズム・幻視等が特徴で，パーキンソン病と混同されやすい傾向があります．特に幻視は具体的で，人や小動物，虫などが見える，動物に追いかけられるなどの訴えを繰り返すことが多く見受けられます．

　それぞれに特徴がありますが，大切なことは，敬意をもって優しく接することです．認知症の患者さんを訪問した際には，服を裏表逆に着ていたり，義歯を上下逆に入れようとするなどの行動がみられることがあります．同じことを繰り返し言う，1つのことに執拗にこだわるといった言動に共感・共鳴し，「否定しない」ことを心がけます（図4）．認知症の方へは，言葉による表層的な会話だけではなく，声の抑揚やボディタッチといった感性（feeling）に訴えるコミュニケーションを重視しましょう．その方が今日に至るまで歩んできた人生の道のりを尊重し，心の内面に共感していくような姿勢が突破口につながります．

Kr：「入れ歯から羽根の生えた虫がでてくるんだよ」
DH：「そうなんですか．困っちゃいますよね」
Kr：「今日型をとった入れ歯は次回できてくるね？」
DH：「いえ，4回で完成なのでお待ちくださいね」
Kr：「そりゃそうだよね．待つとするよ．しかし，入れ歯から虫がでてくるんだよね……」
DH：「それはお困りですね」
Kr：「ところで次回入れ歯ができてくるんだよね？」
DH：「いえ，実はあと4回かかるんです．ごめんなさいね」

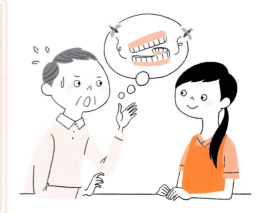

図4　レビー小体型認知症の患者さんとの会話例

栄養サポートについて

　低栄養になると体力・筋肉の減少，転倒・骨折，嚥下障害などを引き起こすため，栄養改善は歯科訪問診療において重要な要素です．全身機能が低下している要介護高齢者で，口腔機能だけが向上していくということはありません．そのため，患者さんの栄養状態を客観的に把握，他職種とも連携したうえで，適切なケアや訓練を提供していく必要があります（くわしくは，p.88「栄養状態・脱水の把握」参照）．
　低栄養の患者さんでは，適切な口腔ケアや嚥下訓練などを行っても，誤嚥性肺炎を繰り返したりすることがあることを知っておきましょう．

● 栄養に関連する数値

◆ 血清アルブミン値

　血清アルブミンは身体の栄養状態を示す決定的な指標となり，余命や生活機能障害の予知因子となるため，高齢者の健康にとって大きい意味がある数値です．3.5g/dL以下で低栄養と考えられます．

◆ コリンエステラーゼ

　栄養低下や肝細胞障害で低値をします．50未満が低栄養と考えられます．

◆ BMI（図2）

　肥満度の判定方法の指標の1つで，18.5以下で低栄養と考えられます．

◆ 体重の増減

　体重が過去1カ月以内に5％以上やせた場合，過去3カ月以内に7.5％以上やせた場合，過去6カ月以内に10％やせた場合に低栄養と考えます．

☐ アルブミン値3.5以下
☐ コリンエステラーゼ50未満
☐ BMI18.5以下
☐ 体重が過去1カ月以内に5％以上痩せた場合
☐ 体重が過去3カ月以内に7.5％以上痩せた場合
☐ 体重が過去6カ月以内に10％痩せた場合

図1　低栄養の判定

$$BMI = \frac{体重（kg）}{身長（m）× 身長（m）}$$

肥満の判定基準

	BMI
低体重（やせ）	18.5未満
通常体重	18.5以上　25未満
肥満	25以上　30未満

図2　BMIの計算式

4 摂食嚥下障害についての基礎知識

摂食嚥下障害とは？

摂食嚥下障害とは，食べ物や飲み物を口の中に入れ，胃まで送り込むまでの一連の動作がうまく機能しない状態を指します．

摂食嚥下障害は脳血管疾患のような中枢神経系統が障害された場合（機能的障害）と，口腔がん術後のような口腔器官そのものが障害された場合（器質的障害）とに大別されます．さらに，機能的障害は脳血管疾患を患った場合に限らず，さまざまな疾患に起因するため，総じて患者さんの数は多いのが現状です．

従来，私たち歯科医師・歯科衛生士は，口腔疾患に対する歯科処置を正確に行い，最終的に咀嚼能力を回復するといった流れを重視してきた傾向にあります．しかしながら，摂食嚥下障害をもつ患者さんに的確な歯科処置を行ったとしても，口腔機能・嚥下機能そのものに障害があるため，「食べられない」「飲み込めない」といった訴えが残り，無力感を感じることが少なくありません．その際，私たち歯科医療従事者には，咀嚼能力，摂食能力の回復という新たな切り口が要求されることになるのです．

摂食嚥下の基礎知識

摂食嚥下は，①先行期（認知期），②準備期（咀嚼期），③口腔期，④咽頭期，⑤食道期の5期に区分されます（図1）．摂食嚥下障害を，"咀嚼能力"の問題としてのみ捉えると，上記のうち咀嚼期と口腔期の一部にしか焦点を当てていないことに

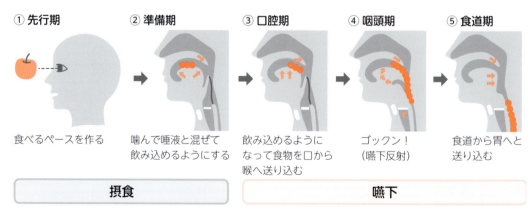

図1 摂食嚥下の5期

なります．しかしながら，"摂食能力"にも視点を広げ，食物を摂り込み，飲み込む機能の獲得をゴールに設定すると，先行期における食物の認知から，食道期の蠕動運動に至るまでの流れのどの過程で問題が起こっているかを多職種連携のうえ検討することになります．

　たとえば，新義歯の適合は良好で咀嚼期に問題がないはずなのに，摂食嚥下障害の訴えが存在していれば，まずは食事風景を観察します．仮に先行期に問題がある場合，麻痺側の手がうまく働かないためなのか，あるいは摂り込む食物に対する認知に問題があるのか，などを確認していきます．この際には患者さんの全身疾患の特徴も把握したうえで，口腔期や咽頭期に障害があると感じれば，嚥下造影検査（VF：Videofluoroscopic examination of swallowing）などが行われることもあります（図2, 3）．歯科医師による診察をもとに，食形態の提案などの食支援を多職種とともに行っていくことも歯科衛生士の役割です．

摂食機能療法の実際

　こうした摂食嚥下障害をもった患者さんに対しては，在宅または施設などの訪問診療の現場において摂食機能療法が行われています．摂食機能療法とは，①歯科疾患治療，②摂食嚥下リハビリテーション，③口腔衛生管理（口腔ケア）の3つの柱から成り，このどれが欠けても成り立ちません．

◆歯科疾患治療

　摂食嚥下リハビリテーションを行うにあたって，必要な歯科処置は徹底しましょう．この点に関しては，チームアプローチの中でも歯科の専門性が発揮できる部分

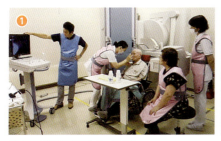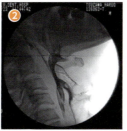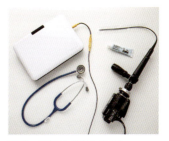

図2　嚥下造影検査（VF）
❶VFの検査風景．バリウムを混在した各種食材を飲んでもらい，X線で誤嚥の有無や誤嚥しにくい姿勢を模索していく．嚥下機能における確定診断に有効である
❷咽頭期障害例．90歳，男性．胸膜炎，肺結核症．食道入口部開大と同時に誤嚥する嚥下中誤嚥と，嚥下反射が起きてしばらくしてから誤嚥する嚥下後誤嚥が認められた．一般的には嚥下中誤嚥がもっとも多い

図3　嚥下内視鏡（VE）

であり，摂食嚥下機能の向上のために欠かせない処置です．ただし，嚥下障害をもつ患者さんに的確な治療を行うためには，まず安全性の確保が第一です（図4）．

◆ 摂食嚥下リハビリテーション

摂食嚥下リハビリテーションにはさまざまなアプローチがありますが，主に，食物を用いない「間接訓練」と食物を用いる「直接訓練」とに大別されます．

❶ 間接訓練

間接訓練は食物を使わないで行う訓練で，摂食嚥下にかかわる器官に刺激を与えたり運動を加えたりすることで，摂食嚥下機能の回復をはかります．摂食嚥下障害では咽頭や喉頭だけの問題ではなく，全身の機能向上があってはじめて回復が期待されます．例えば，私たちが，「肩から下をまったく動かさないで食物を飲み込んでください」と言われると，飲み込みに違和感を覚えます．一連の嚥下は全身の筋肉を使うことで成り立っており，飲み込む際には腹筋や胸筋を使ってしっかりと息を止めているからです．そのため，間接訓練においても全身的な訓練を行います（図5）．たとえば，呼吸をうまくコントロールできない患者さんでは，嚥下のタイミングがつかめないことにより嚥下困難が生じているため，腹筋や胸筋，あるいは腰から下の筋力増強訓練から開始します．

次に，口腔領域へのリハビリテーションを行います．嚥下障害は，口腔周囲筋における筋緊張や筋力低下に起因することが多いため，リラクセーションや筋ストレッチ，筋力増強訓練，異常感覚除去等を展開していきます（図6）．ここではその詳細には触れませんが，摂食嚥下障害の原因を冷静に判断し，的確なリハビリメニューを選択することが非常に重要です．

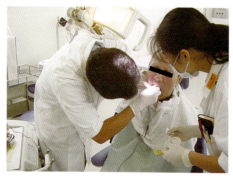

図4　摂食・嚥下障害患者への歯科疾患治療
誤嚥というリスクとつねに隣り合わせであるため，迅速かつ正確な治療が要求される

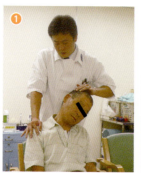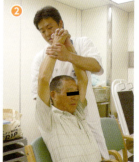

図5　全身的間接訓練風景
全身機能の底上げをベースに嚥下機能回復を狙う

❷ 直接訓練

　実際に食物を使って行う訓練です（図7）．安全に嚥下するための方法を身につけ，食物を嚥下することを通じて嚥下機能を改善させる訓練であり，姿勢や食形態の調整，摂取方法の調整などが行われます．誤嚥や窒息などの問題を引き起こす可能性があるため，訓練の適応を知り，慎重に行う必要があります．

◆ **口腔衛生管理（口腔ケア）**

　摂食嚥下障害において唾液の誤嚥は，肺炎をひきおこす軽視できない問題です．したがって，摂食機能療法を展開するうえで，まずは口腔衛生管理が適切に行われていることは大前提となります．私たちは，患者さんの口腔を通じて生活背景を垣間見るように努め，ケア中のほんのわずかな反応を見逃さず，介護環境に何らかのフィードバックができるよう，「口腔を通じた全身ケア」を理想とします．

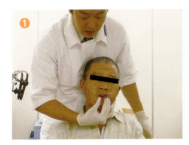
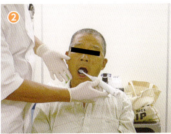

図6　局所的間接訓練風景
❶口腔周囲筋に対する筋ストレッチ，❷電動歯ブラシを用いて異常感覚除去を図る

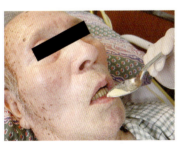
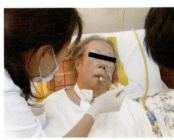

図7　1.6％のゼラチンゼリーを用いた直接訓練風景

Notebook 高齢者の服薬について

篠原弓月（口腔栄養サポートチーム　レインボー／歯科衛生士）

　歯科診療で注意すべき服用薬には，一般的に血液凝固阻止薬，抗血小板薬，ステロイド性抗炎症剤，ビスフォスフォネート製剤，免疫抑制剤などが挙げられます．訪問診療においては，薬の副作用で味覚障害や口腔乾燥，摂食嚥下障害などを引き起こしていることもあれば，嚥下障害のある患者さんの口腔内に貼りついて残留した錠剤や散剤をみつけることもあります．
　嚥下障害や口腔乾燥の副作用が疑われる場合や嚥下障害で薬が飲めていない場合には，医師・歯科医師・薬剤師との連携で内服薬の調整が必要なこともあります．

表1　訪問診療における薬の服用の問題と改善策

*薬を飲むときにむせてしまう場合
➡水分にとろみを付ける

*口に入れた錠剤が飲みにくい場合
➡上を向いた姿勢で飲もうとすると誤嚥しやすいので注意．ゼリーなどの滑りのよいものといっしょに飲む（図1）

*散剤が口の中でばらけて飲み込めずに残留する場合
➡とろみを付けた水分に混ぜ込む（図2）

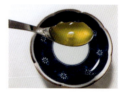

図1　ゼリーとともに服薬

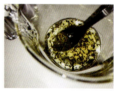

図2　とろみを付けた水分に混ぜ込む

表2　訪問診療で気をつけたい薬

● 口腔乾燥が報告されている薬剤
利尿剤，降圧剤，睡眠鎮静薬
抗うつ剤，抗コリン剤，抗精神病薬　など

● 嚥下機能を低下させる薬剤
《中枢抑制作用》
抗精神病薬，抗うつ剤，抗コリン薬
睡眠薬・抗不安薬，筋弛緩薬
抗てんかん薬　など
《嚥下反射低下》
ベンゾジアゼピン系薬剤　など

● 嚥下機能を改善する薬剤
ACE阻害薬，アマンタジン
シロスタゾール，半夏厚朴湯　など

● 味覚障害を起こす薬剤
抗菌薬，抗リウマチ薬
抗パーキンソン薬，降圧剤　など

● 食欲を低下させる薬剤
ビスフォスフォネート製剤
ジギタリス製剤，コリンエステラーゼ阻害薬
睡眠薬（抗不安薬），抗てんかん薬
テオフィリン薬，鉄剤　など

知って備える新型コロナウイルス感染症

米山武義（米山歯科クリニック／歯科医師）

2020年春から世界的に蔓延した新型コロナウイルスによる感染症（COVID-19）の流行下では，歯科医院の受診者数の減少や施設側からの申し出による歯科訪問診療の中止が相次ぎました．これによって在宅・施設等に入所されている方々の口腔衛生状態が悪化し，広範囲に歯周疾患が進行してしまったという事例も報告されています．その後，歯科訪問診療が再開され，歯科衛生士による口腔衛生管理も従来の状態に戻っていますが（2021年4月現在），引き続き歯科の立場から新型コロナウイルス感染症対策についての情報を発信していく必要があります．

新型コロナウイルスは，感染した人が飛沫（くしゃみ，咳など）と一緒に出したウイルスを口や鼻から吸い込むことにより感染する「飛沫感染」と，ウイルスに汚染されたものに触った後に口や鼻，目などの粘膜に接することで感染する「接触感染」で感染するとされています．

そのため，毎日の診療のなかでは，適時の検温，標準的予防策（スタンダードプリコーション）に加え，①N95マスク・不織布等のマスク，フェイスシールド，防護着等の着用，②こまめな手洗い・消毒，③「密」を避ける，④室内の定期的な換気，などを励行する必要があります．筆者は，診療前には患者さんに必ず消毒薬で20～30秒間口をしっかり閉じたままの含嗽を徹底してもらい，口を閉じた状態でブラッシングをしてから治療に移行しています．自立度が低下している方には，診療前に歯科衛生士もしくは介護者に含嗽とブラッシングを実践してもらうことを推奨します．

口腔・咽頭粘膜は新型コロナウイルスの侵入経路となります．また，歯周病原菌としてのグラム陰性菌の内毒素が関与するサイトカインストームとウイルス性肺炎に続発する二次性細菌性肺炎を防ぐためにも，飛沫防止策を講じたうえで口腔衛生管理を実践することが重要となります．

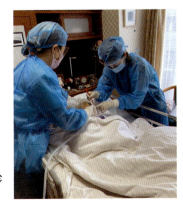

図 新型コロナウイルス感染対策を施した歯科訪問診療（山下ゆかり氏提供）

第4章 歯科訪問診療の実際をみてみよう！

1 訪問前の準備

寺本浩平（寺本内科・歯科クリニック／歯科医師）
佐藤和美（寺本内科・歯科クリニック／歯科衛生士）

● 依頼はどうやって来るのか？

　歯科訪問診療の場合，依頼状況はさまざまです．当院においては，①ご本人・ご家族から直接ご依頼を受ける場合，②ケアマネジャー・在宅訪問医・訪問看護師・言語聴覚士などの他職種，施設の関係者から依頼を受ける場合，③外来診療受け付けにて直接依頼を受ける場合があります（図1）．

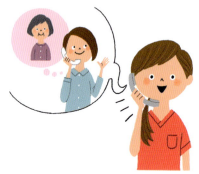

図1　電話で依頼を受けている様子

● 依頼を受けたら？

◆ 訪問診療申込書への記入

　当院では，依頼を受けた時点で当院専用の「訪問診療申込書」（図2）を記入していただき，ファックスもしくは郵送で送っていただけるようにお願いをしています．この用紙は，当院のホームページからもダウンロードができます．
　記入内容は，名前や連絡先のほか，診療可能日や介護の認定区分，ケアマネジャーの情報，保険証の種類，全身的な既往歴，具体的な相談内容などです．

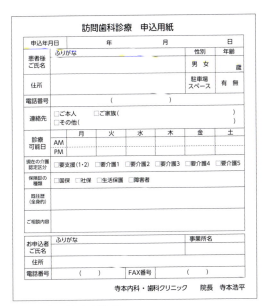

図2 訪問診療申込書

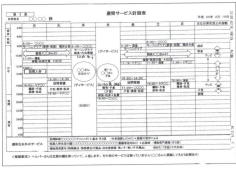

図3 週間サービス計画表

◆ 予約をとる

　　　訪問診療申込書を元に，電話で予約を取ります．この際に「介護認定」を受けているかを確認します（介護保険の詳細については，p.109参照）．また，訪問先が歯科訪問診療の要件を満たしていないとなりません（p.106参照）．ほかの介護サービスと時間が重なってはいけませんので，受けている介護サービスの時間と内容を伺いながら予約を取ることを忘れないようにしましょう（図3）．

　　　また，当日に準備していただくもの（医療保険証，介護保険証，介護保険負担割合証，障害者医療費受給者証，特定医療受給者証，支払いが口座引き落としの場合は通帳，印鑑など）をお伝えし，車で訪問する場合は自宅に駐車スペースが確保されているかなどをお聞きします．駐車スペースがない場合は，近くのパーキングを利用しますが，その際は到着時間が前後する可能性を伝えておきます．

◆ 予約を取った旨を依頼主へ報告

　　　予約日および時間が決まったら，依頼主へ報告します．

◆ ケアマネジャーへの連絡

　　　介護保険を使用するにあたっては，歯科訪問診療の開始をケアマネジャーに報告する義務があります．また，当院では，可能なかぎりケアマネジャーに初診の立ち合いをお願いしています（図4）．

　　　立ち合っていただく一番の目的は，信頼関係を築くことです．ケアマネジャーは

多職種や医療・介護のさまざまな訪問サービス事業者とたくさんのつながりをもっています．ですので，顔と顔を突き合わせ信頼を得ることが，次の患者さんの依頼につながると考えています．

　もう1つの意味は，要介護者である対象者のなかには認知症や高次脳機能障害を患っている方も多いため，初診時に私たち歯科医療職だけの訪問だとトラブルにつながりかねないということです．後のトラブルを避けるためにも，できればケアマネジャーに立ち合っていただき，しっかりと治療やケアの内容を説明し，今後の治療計画を共有することが不可欠です．

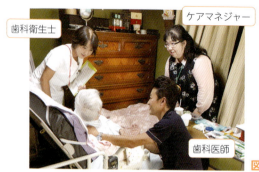

図4　ケアマネジャーとの訪問

ケアマネジャーに立ち合いをお願いするときの注意点

　ケアマネジャー（CM）は，大変忙しい職種ですので，状況に配慮した伝え方が大切です．

立ち会いOKの場合の例
歯科：お忙しいとは思いますが，ぜひご挨拶をさせていただきたいので，立ち会いをお願いできますか？
CM：わかりました同席するようにします．
歯科：ありがとうございます．とても心強いです．よろしくお願いいたします．

立ち会いNGの場合の例
歯科：お忙しいとは思いますが，ぜひご挨拶をさせていただきたいので，立ち会いをお願いできますか？
CM：その時間は予定が入っているので難しいのですが……．
歯科：そうですか，お忙しいですよね……．では，今後の訪問の際にぜひお目にかかれればと思います．今回は私たちだけでの口腔内の診査を行いまして，初診時の状況や診療計画は訪問後に電話でご報告をさせていただきます．

　このように，相手を尊重した話し方とていねいな対応が，顔が見えないなかで信頼関係を築くための大切なポイントです．

第 4 章　歯科訪問診療の実際をみてみよう！

◆ 嚥下評価の依頼があった場合

　嚥下評価の依頼がある場合は，患者・家族・歯科だけで訪問することはなるべく避けるべきです．理由として，嚥下障害が起きている場合，全身的な疾患の影響を受けている場合や，すでに胃瘻造設などで経口摂取がなされていない場合，栄養摂取の取り方にもよりますが，医療従事者が介入しているケースが多いからです．その場合，リスクを避けるためにも訪問内科医や看護師などの医療従事者に立ち合いをお願いすることが大切です．訪問内科医は多忙で，時間を取ることが難しい場合も多いので，訪問看護師の方に立ち合っていただけると非常に助かります．そのマネジメントをお願いできるのもケアマネジャーであり，ケアマネジャーとのかかわりは，歯科訪問診療には必要不可欠なのです．

● 訪問前に準備しておくもの

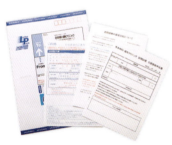

図5　書類一式
カルテ（一号用紙），介護保険利用契約書類など．当院では治療費回収に際しての説明書および口座引き落とし用紙，書類送付用のレターパックを用意している

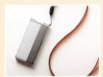

- 予約日の朝に訪問先のすべてに連絡を入れ，予約の確認と到着時間を伝える
（要介護者はさまざまな介護サービスを受けているため，うっかり歯科の訪問を忘れてしまっていることもある）
- 体調を確認し，訪問が可能か訊ねる
- 保険証の記録を撮影し医院のパソコンにデータを送信する等の活用法もある
（保険証を撮影する際は必ずご本人の了承を得る）

図6　携帯電話
当院では訪問診療専用の携帯電話を用意している

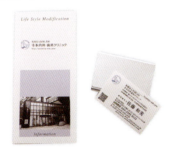

図7　医院のパンフレット，歯科医師・歯科衛生士の名刺

図8　診療内容報告書
複写式になっているため，1枚目はカルテの中へ入れ，2枚目は伺ったお宅へ置いてくる

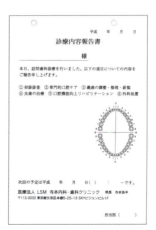

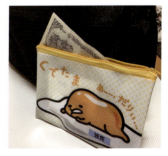

図9　雑費入れ
必要な雑費は専用の袋に入れ持ち歩く（電車代，コインパーキング，ガソリン代など）

● 基本の歯科診療グッズ

下記に一般的な歯科訪問診療に必要な器具・器材を紹介しますが，すべてを最初から揃える必要はなく，必要に応じて順次追加していくとよいでしょう．

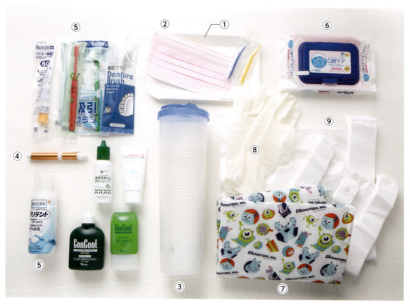

図10 必要最低限の診療グッズ

①紙トレー，②マスク，③紙コップ，④携帯用ライト，⑤口腔ケアグッズ（歯ブラシ，スポンジブラシ，保湿剤，洗口剤など），⑥口腔ケア用ウェットティッシュ，⑦敷物，⑧手袋，⑨ゴミ袋（大・小）

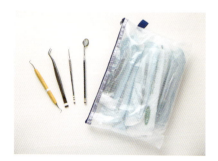

図11 診療の基本セット
ミラー，ピンセット，探針，スケーラー

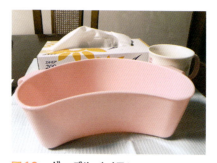

図12 ガーグルベイスン
100円ショップで購入可能

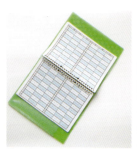

図13 アポイント帳
患者さんの予定を記入する．移動時間を短縮するため，地域をまとめて訪問の順番を考えることも鉄則

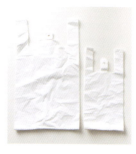

図14 ゴミ袋（大・小）
大・小用意し，ゴミや不用品は必ず持ち帰る．義歯削合の際には，大きなゴミ袋の中で行うこともある．小サイズは，使用後の器具やケアグッズ，使用後の手袋を入れて持ち帰る

第 4 章 歯科訪問診療の実際をみてみよう！

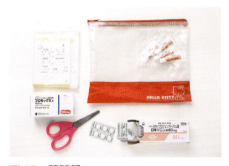

図15　薬関係
鎮痛薬，抗菌薬，投薬袋，はさみ（薬の切り離し用）

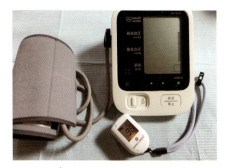

図16　パルスオキシメータ，血圧計

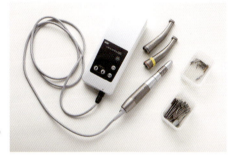

図17　携帯用エンジン
当院ではVIVAMATE G5（ナカニシ）を使用（充電式）

● 歯科医師とともに訪問する場合の診療グッズ

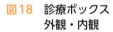 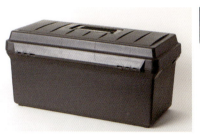 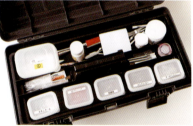

図18　診療ボックス　外観・内観
治療内容ごとに必要な器具や材料をまとめて入れる

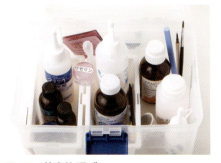

図19　義歯修理ボックス
リライニング材，即時重合レジン，ティッシュコンディショナー，エバンスなど

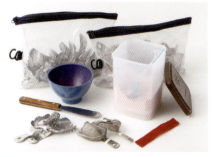

図20　印象材
アルジネート印象材，ラバーカップ，スパチュラ，印象トレー，ユーティリティワックス

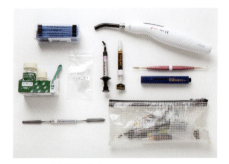

図21　齲蝕治療用セット

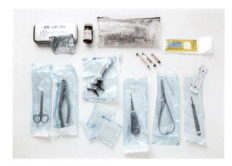

図22　外科用器具

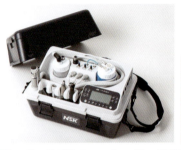

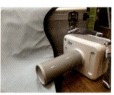

図23　ポータブルユニット，ポータブルX線装置*

＊医師・歯科医師が必要を認めた場合，患者さん・家族などに説明し，防護を行ったうえで使用する

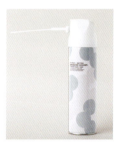

図24　エアー缶

● 歯科衛生士が単独訪問する場合の診療グッズ

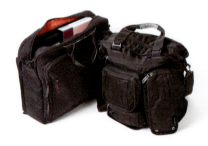

図25　訪問用かばん

単独の場合は，なるべくコンパクトに持ちやすく．書類用のかばんと器材用のかばんを分けている

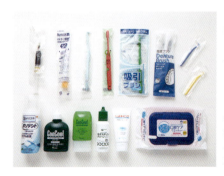

図26　口腔ケアグッズ

歯ブラシ，義歯用ブラシ，タフトブラシ，スポンジブラシ，歯間ブラシ，保湿剤，洗口剤，義歯用洗浄剤，口腔ケア用ティッシュなど

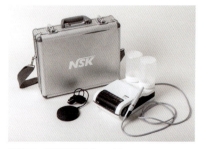

図27　超音波スケーラー

第4章 歯科訪問診療の実際をみてみよう！

● 事前の情報収集

　初回の訪問の前には，必ず患者さんの全身状態や服用薬などを把握することが大切です．「訪問診療申込書」の中に記載のある「既往歴」に注目しましょう．わからない病名や服用薬等があれば，事前に調べることも必要です．

　ケアマネジャーに連絡を入れた際に，既往歴に記載されていない対象者の情報を教えてくださったり，「くわしい看護サマリーをお送りしましょうか？」などと言っていただけたりする場合もあります．在宅訪問医からの依頼の場合は，「診療情報提供書」として，症状・診断・治療など，これまでの診療の情報が詳しく記載されたものが郵送で送られてくることもあります．その際は，訪問後，こちらからも返信を郵送で送ります．

　抜歯などの際には，服薬の情報を再度必ずお伺いします（**訪問で気をつけたい薬については，p.52参照**）．初診時にお薬手帳の内容を写真で撮影し，プリントアウトしてカルテ内に入れておくなどの工夫も有効です．

寺本内科・歯科クリニック
寺本浩平先生　御侍史

〇〇〇〇クリニック
〒111-2222　文京区水道橋1-2-3
医師　水道橋太郎

患者氏名　〇野〇子（女性）　住所　〇〇〇〇〇4-5-6
生年月日　昭和3年2月1日（89歳）

【病名】
・慢性心不全　proBNP4530
・腎機能低下　Cr2.05
・栄養障害　Alb3.3
・右大腿骨骨折（2017.5）
・血管性認知症

【既往歴】
2014.5　両骨盤骨折・心筋梗塞
2017.5　右大腿骨骨折

【紹介目的】
歯肉腫脹のため歯科訪問診療をお願いします．

【治療履歴】
要介護度5でベッド上臥床状態
回復は見込めないため，QOLの維持が目標です．誤嚥にも注意が必要です．

【現在の処方】
バイアスピリン錠100mg　1日1回（朝）食後　メインテート錠0.625　2錠　1日1回（朝）食後
ランソプラゾールOD錠「ケミファ」1日1回（朝）食後
フロセミド錠10mg「NP」1日1回（朝）食後

〇〇〇〇クリニック
水道橋太郎先生　御侍史

寺本歯科・内科クリニック
〒111-2222　文京区本郷1-2-3
医師　寺本浩平

平素よりお世話になっております．
この度は患者様をご紹介いただきまして，ありがとうございます．
本日，歯科訪問診療にて初診拝見いたしました．

全顎的な口腔内診査を行い，今後，定期的な専門的口腔ケアを行いながら，
必要な場合には抜歯なども視野に入れた訪問診療を行ってまいります．

観血的な処置に至る場合などは，情報提供をご依頼させていただくこともあるかと存じますが，
何卒よろしくお願い申し上げます．

図28　診療情報提供書と返信例

私が歯科訪問診療で大切にしていること

　訪問を専門とした歯科衛生士になって10年あまり……．一番大切にしていることは，患者さんや介護者の方との「間合い」です．これは，著名な先生方の研修会に参加しても学べることではなく．現場での経験や先輩歯科衛生士からの助言でしか得られないものだと思います．

　ときには訪問診療を学びに来る歯科衛生士に厳しく，叱咤激励をすることもありますが，そこには人生の最終段階に関わっているという重さと，やさしさを忘れないでいてほしいという想いがあります．

　私が患者さんにして差しあげられることの何倍ものことを，実は人生の大先輩である患者さんから私たちは教えられているのです．訪問歯科は，本当にすばらしい仕事だと思います．

　そして何より，この想いを歯科医師が理解し，能力をいかんなく発揮できる環境をつくってくれることに感謝をしています．その期待にこたえるためにも，学ぶことを怠らない歯科衛生士でありたい，後輩たちにもそうなってもらいたいと思っています．

（佐藤和美）

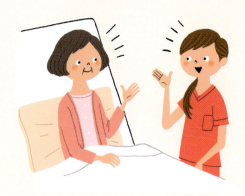

2 実践編① 歯科医師の治療のアシスタントにつく場合

山下ゆかり（ちとせデンタルクリニック／歯科衛生士）

　訪問の対象となる患者さんは，言葉の理解力や姿勢の調整に制限がある方々も多く，また，診療環境も診療室とは大きく異なります．そのため，アシスタントにつくにあたっても，その方の全身状態をよく理解することが大切です．問診票に書かれていることはもちろん，どのように日常生活を過ごされているのか，状況を一番理解されているキーパーソンと相談することで，何に注意してアシスタントにつけばよいのかがわかります．患者さんが快適に治療を受けられるようなアシスタントを心がけましょう．

● ライティング

◆ お勧めのライト

　診療室と違い，光源は手軽な物が良いので，LEDのハンディライトを使用する場合が多いです（図1～3）．お勧めは乾電池1本で使用可能な物です．

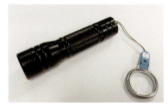

図1　手持ちタイプのライト
乾電池を1本予備に持っていれば，すぐに交換できるため，一番手軽で便利．携帯電話のストラップを利用すれば首にかけることができ，すぐに使用できる．ビニール袋に入れて使用し，患者さんごとにビニール袋を交換すれば感染予防になる

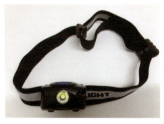

図2　ヘッドタイプのライト
両手が空くのでアシスタントがいない場合に便利．ライトのON・OFFが手をかざすだけで可能なものがお勧めだが，焦点の調整がその都度必要なため，調整部分が不潔になりがち．感染予防のためにサランラップを巻くなどの工夫をするとよい．デメリットには，患者さんにとっては眩しく，目をつぶってしまうため表情の変化がわかりにくい点がある

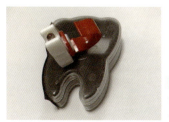

図3　指サック式のライト
歯ブラシや指先につけると見やすいが，不潔になりやすいため工夫が必要

◆ ライティングのポイント

　診療中はしっかりと処置部位にライトを当てないと，ただでさえ暗い口腔内の細かい部分の治療が難しくなってしまいます．術者の視線になって，視界を遮らないようにポジションを取り，できる限り口腔内に近い所でライトを当てます（図4）．その際，ライトにサランラップを巻くなどして汚染防止の対策を工夫しましょう．

　また，患者さんの目にライトが当たらないように注意することも大切です．特に認知症の方などではびっくりしたり，恐いと思ったりすると診療に対して拒否反応が出てしまうため，最初に患者さんの手を照らしてみるなど，"ライトで照らされる"という心の準備をしていただくことが重要です．必ず「ライト当てますね．すこしまぶしいですよ」と声かけをしましょう．できるかぎりまぶしくないように，上の方から下に向けて当てるなどの工夫が必要です．また，診療中は患者さんの体幹や頭を支えながらライティングするなど，患者さんの身になってアシスタントをする気遣いがとても大切です．

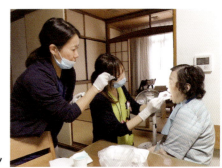

図4　ライティング時のポジション

● ポジショニング

　患者さんの多くは，歯科医師や歯科衛生士が来るというだけでとても緊張しています．ご自宅に伺う場合は，可能なかぎり患者さんが日常を過ごされている一番リラックスできる場所を選ぶとよいでしょう．

◆ 座位の場合

　座位の場合気をつけるべきポイントは以下の2つです．

> 1) 下半身，特に骨盤の位置が安定しているかどうか
> 2) 顎が上がらない姿勢かどうか

　要は，リラックスした状態で受診していただくことが重要なのです．その際，汚染物を誤嚥しないよう，顎が上がらない状態で開口した姿勢をキープしていただけるような体勢の工夫が必要です．そのためには枕やクッションなどを使用して調整すると良いでしょう（図5, 6）．

第 4 章　歯科訪問診療の実際をみてみよう！

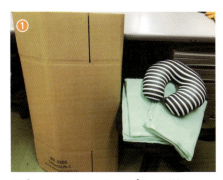

段ボール，タオル，ネックピローを利用

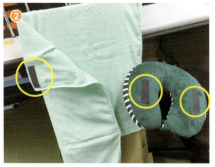

ネックピローとタオルにマジックテープ（丸印）をつけておくと便利だが，ガムテープやひもで代用することも可能

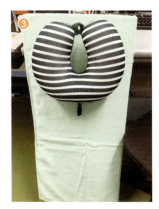

段ボールにタオルをかけ，ネックピローを設置した．ネックピローは首の後ろの隙間を埋めるのがポイント

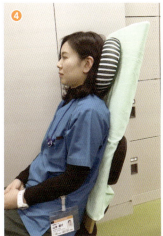

完成図．幅を40cmにすると車椅子にも使用できる

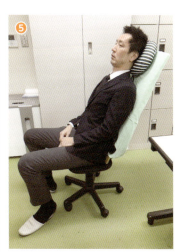

背が高い方でもネックピローの位置の調整が可能

図5　座位のポジショニングの工夫
身近なものを利用して頭頸部の固定にちょっとした工夫をするとよい

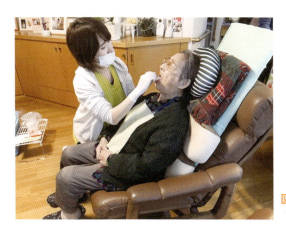

図6　腰痛のため深く座れない方への使用例

◆ 車椅子の場合

　　車椅子は一見患者さんにとって安楽に見えて，実は不安定な場合があります．座面や背面の調整が可能であれば，調整すると安定します．高齢者のための車椅子フィッティングマニュアルなどを参照すると調整の仕方がたくさん掲載されていますので，参考にされるとよいと思います（図7）．

◆ ベッド上の場合

　　可能なかぎりギャッジアップし，顎を引くポジションを心がけます．ギャッジアップする際は，真ん中のベッドが折れ曲がる部分よりも頭側に患者さんの臀部の位置があることを確認してから起こすようにしましょう．

　　ギャッジアップは患者さんの姿勢が安楽になっているかを確認しながら行っていきます（図8）．血圧の変動がなく，腰痛や褥瘡などに問題がなければ60度以上ギャッジアップできると誤嚥のリスクが下がり，うがいも促しやすいです．

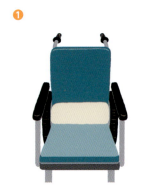

❶ 車椅子用のクッションを臀部の位置までずらし，隙間をバスタオルなどで埋める

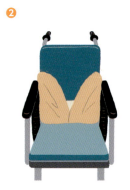

❷ 臀部から腰部にかけて，脊椎の円背部を圧迫しないようにバスタオルでサポートする

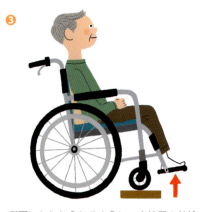

❸ 背面にもたれられるように，車椅子の前輪を2〜3cm高くするとズリ落ち防止になる．足台を使用し，足底前面を接地させる

図7　円背の方の車椅子へのシーティング[1]

姿勢の安定が難しい場合は，理学療法士や福祉用具専門員（p.117参照）に相談し，ともに姿勢を検討するのもよい

第4章 歯科訪問診療の実際をみてみよう！

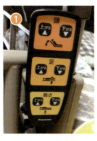
リモコンで調整できる部分を確認する（通常，頭，足，ベッドの高さが調整できるが，背面の角度が表示されるものもある）

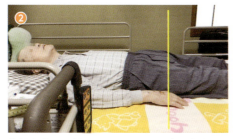
背板を動かす前に，フラットな状態で患者さんの腰の位置がベッドの中心（折れ曲がる部分）と合っているか確認する

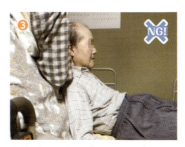
身体が足の方にずれたままギャッジアップすると，お腹が押しつぶされるようになり苦しい．逆に頭の方にずれている場合は，ギャッジアップ後に臀部がずり落ちてしまう

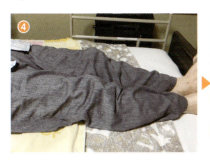
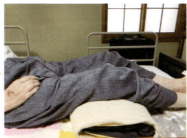
背板と足部分が連動して動かない（背板だけが上がる）タイプのベッドでは，膝が伸びた状態で背板を上げると，臀部の位置がずれて安定感がない状態となる．その場合は，膝裏にクッションなどを入れて膝が曲がる状態を作るとずれなくなる

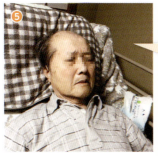
患者さんの表情を観察する

Point
* 「頭の方を上げていきますね」と声をかけ，ゆっくりと上げていく
* 痛そうな表情はされていないか観察する（腰痛や褥瘡の痛みなど）
* 「痛いところはありませんか？」と声をかける

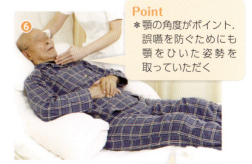
患者さんの状態によって背板の適切な角度は違うが，安楽で安定する角度にする（文献1）より）

Point
* 顎の角度がポイント．誤嚥を防ぐためにも顎をひいた姿勢を取っていただく

Point
* ギャッジアップは足から行い，セッティング後は除圧（背抜き・尻抜き・足抜き）を行う

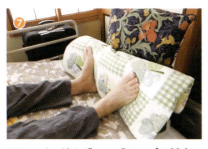
頭側を挙上し，下肢に圧がかかってきたら足側をすこし下げて踵を除圧し，足底をクッションなどに接地させて安定させる（踏んばることで誤嚥した際の喀出力が強まる）

Point
* 姿勢のポイントは「安定」「安楽」「安全」です！

図8　ベッドのギャッジアップの基本
＊布団を外した状態で撮影しているが，訪問時は布団をかけた状態であることに注意する．ベッド上での摩擦やずれなどの刺激は，褥瘡の原因にもなる

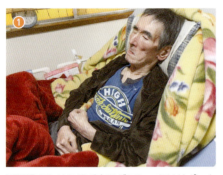
肩甲骨あたりから毛布などでしっかりサポートすることで体幹が安定する．毛布を細長く折り，Uの字にして使用するとよい

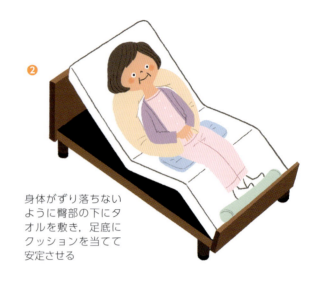
身体がずり落ちないように臀部の下にタオルを敷き，足底にクッションを当てて安定させる

図9　ベッド上での姿勢安定の工夫

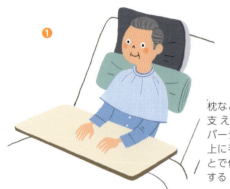
枕などで肩から支える．オーバーテーブルの上に手を置くことで体幹が安定する

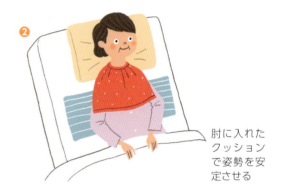
肘に入れたクッションで姿勢を安定させる

図10　座位の姿勢を安定させるための工夫

　頸椎損傷や拘縮，麻痺などで頸部の角度が調整できない場合は，吸引機や指に巻いたガーゼなどを用いて汚染物を誤嚥させない工夫が重要です．介護者の協力が得られる場合は，ご協力いただくと診療がスムーズにいきます．基本はリラックスできて疲れない姿勢を取っていただくことです．ただギャッジアップするだけではなく，肩甲骨から肘にかけてクッションや布団などを利用し，身体に余計な緊張がないようにするとよいでしょう（**図9, 10**）．

> **Point**
> - 短時間で効率よく診療ができるように，身近にある物（バスタオルやクッションなど）を利用して環境づくりを心がける
> - 患者さんも術者も苦痛のない操作性のよい環境づくりが必要
> - 椅子やテーブルの配置を動かしたら，必ず元の位置に戻す

訪問の現場で一般的な治療とそのアシスタント

◆ 義歯のセット・調整

準備

基本セット・フィットチェッカー・(デンフィット)・咬合紙・プライヤー・エンジン・裏層剤　など

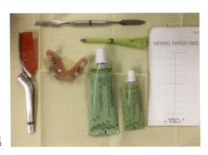

図11　義歯のセットの道具

アシスタントの注意点

- 義歯を洗浄する際，流しに落とさないように注意が必要です．
- 義歯が割れて急な修理が必要な場面が多いので，接着剤や補強線は常備しておきましょう．
- 義歯削合時に出る粉や材料が飛び散ることもあります．在宅の場合は，粘着式クリーナーがあると便利です．
- お湯がない場合もあるので，小さなポットにお湯を入れて持参するとよいでしょう．

Point

- 義歯の調整では，患者さんが急激な変化に対応できない場合が多いので，すこしづつ複数回にわたって行うことが多い
- 状態を伺っても上手に表現できない方もいるため，日常の様子や痛みがある部位などをメモに残していただく
- 義歯の管理が重要であるため，介護環境に応じて適切な管理の方法を伝えましょう
- ご自分で着脱できない場合，介護者に着脱や管理方法をしっかり伝え，かかわる方々と情報を共有する．イラストや写真を用いた資料があると便利
- 訪問診療の対象となる方の場合，どんなに適合のよい義歯を新製しても，長年使用している旧義歯の方が使いやすい場合がある．適応能力を考慮した診療が必要であることをしっかりと時間をかけて説明する．サービス担当者会議などの場で他職種とも共有する

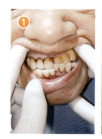 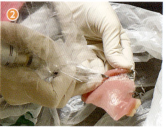 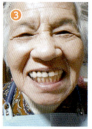 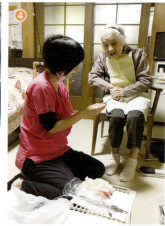

図12　在宅での義歯の調整の例
❶ 義歯が合わずに咬めないとの依頼があった
❷ 義歯の調整中
❸ 治療後，笑顔が増え，食事量も増えた
❹ お孫さんの写真で会話が弾むことも……．「義歯が治っていっしょに食事ができてうれしかった」と報告してくれた．訪問診療ならではの光景

◆ 齲蝕治療

準備

基本セット・タービンセット・治療材料（充塡用グラスアイオノマーセメント，CR，印象材

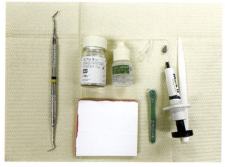

図13　充塡用グラスアイオノマーセメントのセット

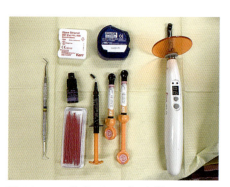

図14　コンポジットレジン充塡セット

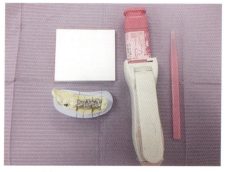

図15　技工物の接着セット

アシスタントの注意点

訪問診療における齲蝕治療は，タービンを用いて形成を行う場合，印象採得を行う場合，エンジンで対応する場合，エキスカなどを用いて手動で軟化象牙質を除去する場合と，さまざまなケースがあります．歯科医師の治療方針によって準備する物品もさまざまですから，事前の打ち合わせをしっかり行います．アシスタントにつく際は，患者さんが緊張しないような環境設定，声かけが重要です．その際，視野の確保をしつつつ，患者さんが誤嚥しないように顎が上がりすぎていないか気にかけ，なるべく効率よく，短時間で施術することがポイントです．

Point
- 特に病院に訪問する際は重症の患者さんや感染症の方が対象となることもある．医学的な知識や必要に応じた感染予防対策（ガウン・ゴーグル・フェイスシールドなどの着用）も重要となる（p.53参照）

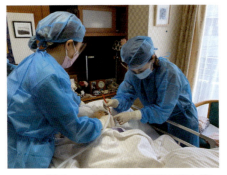

図16　新型コロナウイルス感染対策を施した口腔衛生管理
防護ガウン・フェイスシールドを着用している

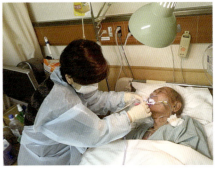

図17　病棟における薬剤耐性菌患者への口腔衛生管理
ライトを当て，吸引しながらのケア．防護ガウンを着用している

◆ 根管治療

準備

基本セット・リーマー・ファイル類・ルートキャナルメーター・洗浄剤・薬液・ワッテ・ブローチ・仮封剤・表面麻酔・浸潤麻酔セット（抜髄の際）

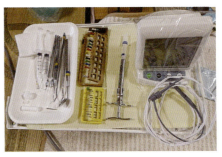

図18　根管治療セット

アシスタントの注意点

疲れさせず緊張させない雰囲気づくりと，誤嚥させない環境設定が大切です．

Point
- 患者さんの状態，状況を十分考慮して治療方針を立て，歯科医師と協力して診療を進める．根充後の方針もしっかりと話し合う
- 患者さんが根管治療に耐えられるかどうかを十分に考慮し，治療の協力を得られる環境を設定する（根管治療で使用する薬剤は強力であるため，開口状態が維持できない，指示が入らないなどの場合，治療ができないこともある）
- 消毒後，仮根充剤（ビタペックス）にて対応する場合もある

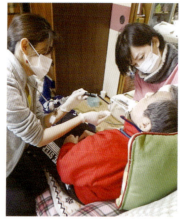

図19　在宅での根管治療の様子
リラックスできる環境設定と治療計画に基づく準備が重要となる

◆ 抜歯

準備

基本セット・表面麻酔・浸潤麻酔セット・外科器具・消毒薬・ガーゼ

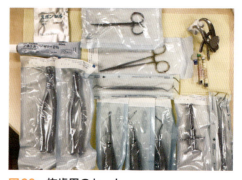

図20　抜歯用のセット

アシスタントの注意点

バイタルサインを診療前・中・後とこまめに確認しましょう．観血処置のため，汚物処理をしっかり行うことも重要です．また，抜歯後の止血確認を十分に行い，注意事項は口頭だけではなく書面でも説明を行い，介護者と情報を共有しましょう．

> **Point**
> - 必ず抜歯前に現状の病態や使用する薬剤を確認し，かかりつけ医に対診する
> - 抜歯（外科処置）前にできるかぎり口腔内の細菌数を減らしておく．うがいができる方は抗菌性の含嗽剤でうがいをしていただき，うがいができない方は清拭をしておくとよい
> - 抗凝固薬や抗血小板薬を処方されている方は非常に多いので，医科との連携が重要．抜歯後の止血処置や再出血した際の対処方法は，患者さんだけでなく介護者に十分に説明する
> - ビスフォスフォネート製剤などの骨粗鬆症薬を処方されている方も顎骨壊死のリスクがあるため医科に対診する（場合により休薬後に抜歯となることもある）
> - ビスフォスフォネート製剤を処方されている患者さんに抜歯を行う場合はリスクを説明したうえで了解をとり，その後の経過観察をしっかり行う

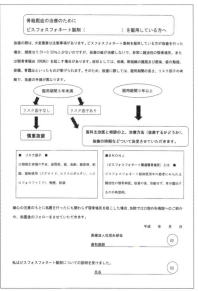

図21 ビスフォスフォネート製剤服用患者に対する説明書

◆ 摂食嚥下機能評価・訓練

> **準備**
> - ガーゼ・その方の訓練で必要な物（ストロー・紙風船・吹き戻し・食材・とろみ剤など），機能に合った食材
> - 必要に応じてネブライザー・舌圧計・嚥下内視鏡など

> **Point**
> - 嚥下機能のアセスメントをしっかり行い（p.104〜105参照），検査の必要性を判断する
> - 検査が必要な場合は関わる方々（他職種）との情報共有が重要であり，ケアマネジャーに連絡し，可能であれば関係職種に同席してもらう

ちょこっとコラム

訪問歯科で日々精進！

　私は両親の介護がきっかけで歯科訪問診療に携わるようになりました．認知症と脳梗塞が原因で口から食べられなくなった父に，もう一度口から食べさせてあげたいと願っていましたが，それを叶えることはできませんでした．それを機に摂食嚥下を深く学びはじめたのです．

　患者さんの生活環境，全身疾患を把握し，多職種としっかり連携をとることが口から食べつづけるためには欠かせないことだと訪問診療を通じて学ぶことができました．そして，母が亡くなるときには，大好きだったみかんを食べさせてあげることができました．

　この写真は，胃瘻で口からは食べることができなかった患者さんが，口腔内の環境を整え，リハビリテーションを続け，多職種と協力し合ったことでまた食べることができるようになったときの写真です．この笑顔を引き出すことにかかわれたことをとても嬉しく，また誇りに思っています．これからも「食べられる口づくり」を目標に日々精進し，この仕事を継続していきたいと思っています．

（山下ゆかり）

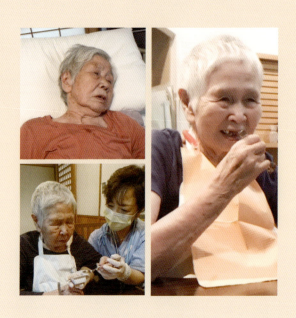

3 実践編②
歯科衛生士の単独訪問の場合

篠原弓月・川野麻子・尾上庸恵（口腔栄養サポートチーム　レインボー／歯科衛生士）

● 患者さんの生活環境の確認

◆ 生活環境の把握

　患者さんが診療室に来院するのとは違い，歯科訪問診療では患者さんの生活の場に伺います．生活環境，生活リズム，家族との関係性からその方がどのように生きてこられたか，何を大事に思い生活しているのかを感じることができます．それらを尊重し診療にあたることが，患者さんとの信頼関係を築くうえでとても大切です（図1）.

　飾ってある写真などから患者さんとの話が弾み，生活背景を知ることになる場面は多くあります．また，独居の場合，「最近食事の食べ残しが置いてあることが多い」「部屋の気温が暑すぎる，または寒すぎる」など，いつもと違うことに気づくことがあり，それをケアマネジャーや介護者に連絡をすることが患者さんの生活の安全につながる場合もあります．

◆ 介護力の把握

　その家庭の介護力を見極めることも必要です．家族の中で介護に対する意見が食い違うこともあるので，キーパーソンが誰であるかを把握し，診療がスムーズに進むようにします．

　訪問回数を決めるときや口腔ケア用品を選択する際は，介護の協力体制や経済力を考慮しなければなりません．日常の口腔ケアの依頼やケア用品の購入などは家族の精神的・経済的負担につながることがあります．「QOLの向上のために何をすればよいか？」「それは本人・介護者にとって実現可能か？」「実現するためにはどんな工夫が必要か？」など，生活を支える視点で考えていきましょう．

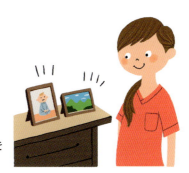

図1　飾ってある写真などから生活背景を知ることができる

◆ 介護サービスの把握

在宅で生活する要介護高齢者は，医科主治医，デイサービスや介護ヘルパー，訪問入浴，理学療法士などの多職種の訪問予定が多く入ります．そのため，患者さんがリラックスできる余裕のある時間帯に訪問できるよう，ケアマネジャーからサービス利用計画表（ケアプラン）を教えてもらうとよいでしょう（図2）．

また，歯科以外にどのようなサービスが入っているかを把握することが，患者さんの生活に何が必要かを理解することにつながり，多職種と連携をとるうえでも重要です．訪問時に家族が同席するのか，お一人なのか．お一人の場合，鍵の施錠はどうなっているか等をキーパーソンやケアマネジャーに確認することも忘れないようにしましょう（図3）．

週間サービス計画表

サービス利用者名　○山○子 様　　　　作成年月日　2018年○月○日

		月	火	水	木	金	土	日	主な日常生活上の活動
深夜	4:00								
早朝	6:00								7:00 オムツ交換
									起床・洗面・着替え
午前	8:00								8:00 胃ろう
	10:00	訪問リハビリ							10:00 オムツ交換
午後	12:00	訪問介護	通所介護	訪問入浴		通所介護	訪問介護		12:00 胃ろう
					訪問介護		訪問入浴		13:30 オムツ交換
	14:00				訪問診療				
		訪問介護		訪問介護					15:00 オムツ交換
	16:00				訪問介護		訪問介護	訪問介護	
									18:00 オムツ交換
夜間	18:00	訪問介護		訪問介護					胃ろう
			訪問介護		訪問介護	訪問介護			
	20:00								21:00 オムツ交換
									洗面・着替え・就寝
深夜	22:00								
	0:00								
	2:00								
	4:00								

単位以外のサービス　訪問診療（月2回）

図2　サービス利用計画表の一例

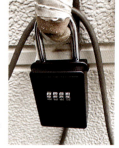

図3　キーボックスを利用している家庭は多い

全身状態の把握

要介護高齢者は複数の疾患に罹患していることも多く，数種類の薬を服用しています（図4）．内服薬が口腔乾燥や嚥下機能に影響していることも少なくなく，疾患を理解して全身状態を把握することは歯科訪問診療において非常に大切です．

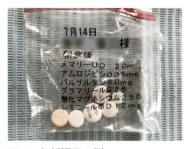

図4　多剤服用の例
多数の薬を飲んでいる患者さんは多い

また，口腔衛生状態・咀嚼機能の向上が全身の健康維持に大きな役割を果たすことが明らかになっています．口腔内だけを見るのではなく，患者さんの全身状態を知る必要があります．そのために，ご本人・家族・ケアマネジャー，主治医，歯科主治医に現病歴や既往症を確認し，疾患の全身的特徴を理解した対応をすることを心がけます．

毎回の訪問時には，パルスオキシメータで経皮的動脈血中酸素飽和度（SpO_2）を計測し，脈拍と体温を計ります（図5）．また，顔色，表情，声の調子がいつもと違っていないか，呼吸が乱れていないか，むくみがないかなど，普段と違うところはないか観察します．掛け布団をめくり足がむくんでいないかを見ることもあります（図6）．

前回の訪問後，食事は変わらず摂れているか，発熱がなかったか，睡眠の状態や排便・排尿の状況が普段と変わっていないか確認できるとよいでしょう．「いつもと違う」「何かおかしい」と感じたときはまずは家族に連絡を取り，必要に応じて歯科医師，ケアマネジャーや訪問看護師に連絡しましょう．

また，患者さんとの会話から，「昨日転倒した」「薬を飲んだかわからない」等の歯科とは関連しない情報を得た場合も，家族・歯科医師・ケアマネジャーに連絡します．

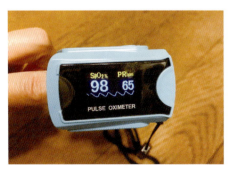

図5　パルスオキシメータ

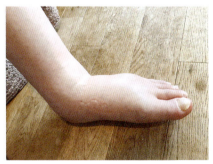

図6　患者さんの足のむくみの確認

> **Point**
>
> 訪問の際に足のむくみを察知し心不全を防げた事例や，転倒したとの患者さんからの情報を他職種につなげたことで骨折していたことが判明した例，服薬がしづらいことをケアマネジャーを通して主治医に伝えたことで剤型がOD錠（口腔内崩壊錠）や粉薬に変更になった例など，私たちの気づきが患者さんの命を支える場合があります．

リスクの管理～安全にケアを行うために

安全に口腔ケアを行うためには，以下のことに留意する必要があります．

◆ 器具の確認

歯科衛生士が単独で訪問する場合，患者さんと歯科衛生士自身の安全について万全の注意を払わなければなりません．疾患や全身状態によっては，患者さんから目を離さないことが求められるため，口腔ケアで使用する歯ブラシやコップなどを準備をした後に患者さんの姿勢を整えるほうが安心です．

また，口腔ケア用品についても，スポンジブラシのスポンジ部分が抜けそうでないか，歯間ブラシが折れそうでないか，指ガードにヒビが入っていないか等，使用する器具には細心の注意を払いましょう（図7）．

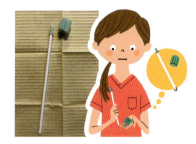

図7　器具の状態を確認する

◆ 患者さんが車椅子を利用している場合

- 車輪のブレーキが確実に止まっているか（図8）
- 車椅子を押して移動する際は足がフットレストに乗っているか（図9）
- 患者さんが車椅子からずり落ちないか

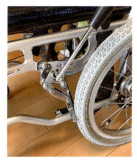

図8　必ずブレーキを止める

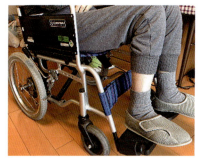

図9　足がフットレストに乗っていることを確認する

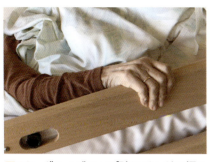

図10 ギャッジアップ時にベッドの柵に手足を挟まないように注意する

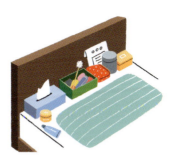

図11 枕元が荷物置き場になっている場合があるので，落下に注意する

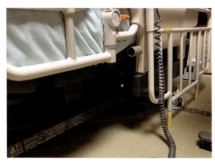

図12 ベッドの下に物がないか確認する

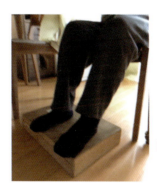

図13 足が床につくよう台を利用するなどの工夫が必要

◆ ベッド上で口腔ケアを行う場合

- ギャッジアップする際にベッドの柵に手足等を挟んでいないか（図10）
- ギャッジアップ時に痛そうな表情になっていないか
- 枕元の時計や眼鏡などの小物がベッドから落ちないか（図11）
- ベッドの高さを上下する際に障害になるものはないか（図12）

◆ 椅子に座って口腔ケアをする場合

- 頭部・腰・足底が安定しているか

◆ 全身状態の把握と多職種連携

　　患者さんの経皮的動脈血中酸素飽和度（SpO$_2$）や体温を計測した際には必ず業務記録に記載し，そのときの状態が後日わかるようにしておきます．

　　患者さんによっては，多職種が記載する「連携ノート」を利用している場合があります（図14）．その場合，歯科衛生士が訪問した際にも必ず目を

図14 多職種連携ノート

通し，日常の生活に変化がなかったかを確認し，他職種に伝えることがあれば記載します．多職種と情報を共有することが利用者のQOL向上や安全に口腔ケアを行ううえで大切になります．

◆ **感染症へのリスク管理**

在宅療養者のなかには感染症に罹患している方もいます．主治医からの診療情報提供書や訪問看護師，ケアマネジャーから既往症を確認し，スタンダードプリコーションを基本に，器具・器材はディスポーザブルで対応します．また，在宅療養者は全身状態の悪化に伴い免疫が低下しているために感染しやすく，感染によって合併症を引き起こすこともあります．生活の場に外部から感染源を持ち込まない，広げない，持ち出さないことを意識しましょう．処置やケアの前後には必ず手洗いを行います（p.53参照）．

◆ **緊急時の対応**

窒息時や緊急時の対応を歯科主治医と確認し，研修会などで救命救急法を取得しておくと安心です．また，悩みや困難な事例は一人で抱え込まず，歯科主治医やほかの歯科衛生士，ケアマネジャー，訪問看護師など在宅チームのメンバーに相談することも大切です．

● 口腔ケア時の診療姿勢

口腔ケアを行う際の姿勢は，
- 受ける側に負担が少ない姿勢
- 誤嚥しにくい姿勢
- ケアする側が行いやすい姿勢

に留意しましょう．

ICT（情報通信技術）による他職種との連携

最近では，利用者の情報を医療・介護の在宅チーム内で共有する方法として，ICT（情報通信技術）が普及してきました．参加する場合には，個人情報や医療データなどを漏洩しないように注意が必要です．

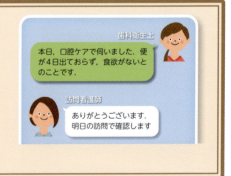

患者さんの負担を少なくし，疲労させないためには，姿勢が崩れて不安定にならない，身体が安定した姿勢を工夫することが必要です．余計な筋緊張のない安楽な姿勢でケアを受けていただけるようにしましょう．

自力で座位が安定できる場合は，椅子や車椅子などでしっかりと座位をとり（図15），ベッド上でのケアの場合は状態に合わせてギャッジアップを行います．ベッドの角度は30°以上が誤嚥しにくいと言われています（図16, 17）．麻痺などがある場合には健側を下にして側臥位をとる，身体とベッドの間に隙間があるような場

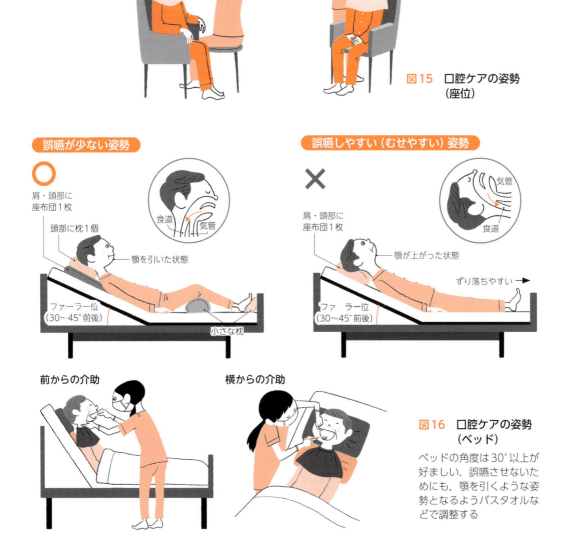

図15 口腔ケアの姿勢（座位）

図16 口腔ケアの姿勢（ベッド）

ベッドの角度は30°以上が好ましい．誤嚥させないためにも，顎を引くような姿勢となるようバスタオルなどで調整する

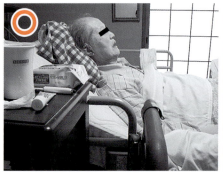 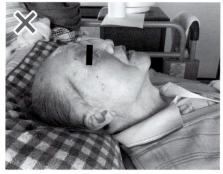

ベッドをギャッジアップし，枕の下にバスタオルなどをあてがい顎を引く姿勢をつくる

顎の上がった姿勢は処置やケア時に唾液や水分を誤嚥しやすい

図17　誤嚥をしない姿勢を整える

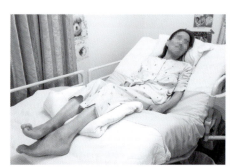 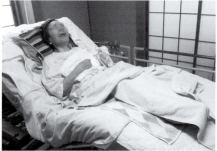

図18　枕・クッションなどを利用した姿勢の補正の例

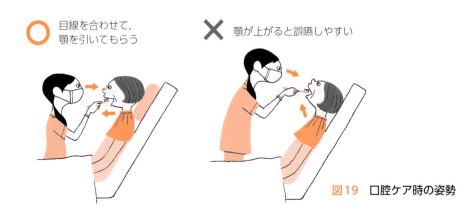

図19　口腔ケア時の姿勢

合にはクッションやタオルなどで隙間をなくし，安楽な姿勢をとれるようにするなどの工夫をしましょう（図18）．

〈注〉施設などでは勝手に行わず，スタッフに確認するほうがよい．

　姿勢を補正しておけば誤嚥しにくくなりますが，この際，頸部の角度も重要です．頸部が伸展し，顎が上がってしまっている場合には唾液が気道に入りやすく，

誤嚥リスクが高くなりますので，顎を引く姿勢になるように枕の下にバスタオルなどを挟み込み調整します（図16）．

　また，ケアをする人は，腰をかがめたり，首を曲げて狭い口の中を覗き込んだりという姿勢になりがちですが，長時間そのような姿勢をとりつづけると首や腰を痛めやすくなります．床にひざまずく，ベッドの高さを調整するなどして，ケアを受ける人と目線の高さを同じ程度にすることで，無理に腰をかがめたり，首をひねってケアをしなくてすみます（図19）．また，この姿勢でケアすれば，患者さんも顎が上がりにくくなるので誤嚥しにくい姿勢となり安全です．

● 口腔ケアの実際

　口腔ケアを受けられる患者さんの全身状態はさまざまですが，もっとも大切なことは「安全にケアを行うこと」です．口腔ケアでこすり落とした汚染物をきちんと回収せず，細菌の混入した唾液や残った水分を誤嚥すれば誤嚥性肺炎のリスクが高くなります．ケア時はスポンジブラシや口腔ケア用ガーゼなどでつねに汚染物を回収しながら行うよう習慣づけましょう（図20）．吸引器があれば，吸引しながらケアを行ったり，吸引器に取り付けられる歯ブラシを使用するとよいでしょう（図21）．口腔ケアを行う際は，ライトなどで口腔内を確認しながら行います．

　うがいに関しては，不安であれば水を含む前に空うがいで口の動きを確認し，うがいはせずに清拭をしっかり行うなど，その方の機能に合わせて対応していくようにしましょう．

　長時間のケアは患者さんの疲労につながります．適切な用具の選択，ケア方法を考えて効率よく行うことも重要です．事前に体調確認をし，体調が悪そうな場合や普段と様子が違う場合などは，無理をしてケアを行わないことも大切です．

　大切な口腔ケアではありますが，行ったことにより対象者を危険にさらしてしまっては本末転倒です．口腔ケアを行うためのチェック項目（表1）をきちんと把握したうえで，安全・快適な口腔ケアを提供していきましょう．

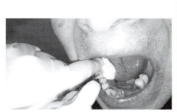 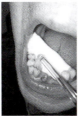

図20　汚染物を回収しながらの口腔ケア

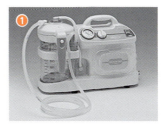 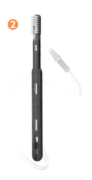

図21　吸引器と吸引つきブラシ
❶ ミニックS-Ⅱ（新鋭工業），
❷ 吸引ブラシ（オーラルケア）

表1　口腔ケア時のチェック項目

顔　　色 ➡	青ざめている　赤い（発熱）
表　　情 ➡	目が開かない　冴えない　無表情　しわを寄せて辛そう　とろんとしている
受け答え ➡	声が小さい　嗄声　痰がごろごろ絡んだ様子
肌の乾燥 ➡	かさかさしている　脇の下が乾燥している（脱水傾向）
息づかい ➡	つねに開口している　呼吸数が早い・遅い　苦しそう

経管栄養の方の口腔ケア

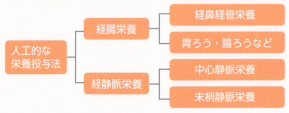

おもな人工的な栄養投与法の種類

　経管栄養の方は，口から食べなければ口腔内は汚れないだろうと口腔ケアの必要がないと誤解されがちですが，咀嚼をしないために唾液の分泌が減り，自浄作用が低下することで痂皮や痰などが付きやすい状態になります．口臭の原因にもなります．

　また，お楽しみ程度の経口摂取をしている場合もあるほか，経管栄養になっても唾液は嚥下しつづけています．嚥下機能を長期に使わない状態が続くと，唾液の誤嚥や経鼻管（マーゲンチューブ）の汚染などから誤嚥性肺炎にかかるリスクが高まります．口腔衛生を保つだけでなく，口の中を刺激して唾液の分泌を促し，きれいな唾液を嚥下する機能を低下させない意味でも，口腔ケアを行うことは大切です．

● 経管栄養の方の口腔ケアの注意点
- 口腔ケアの刺激による嘔吐や胃からの逆流物の誤嚥を避けるために，栄養注入直後は避け，空腹時に行う
- 経鼻経管栄養の場合はチューブが外れないよう，テープなどで固定して行い，粘膜ケアの際もチューブに触れないように注意する
- 誤嚥を防ぐために，座位の場合は前かがみ，ベッド上では側臥位で行い，口腔ケア中の唾液や水分の誤嚥に気をつける

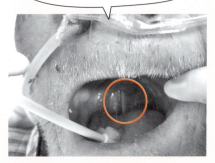

ケアをする時間やケア中の唾液や水分の回収に注意すれば，決して怖がることはありません！

咽頭後壁のマーゲンチューブに注意する

● 口腔ケアの手順と注意点

◆ 口腔ケアを始める前に（図22）

挨拶後，ご本人や介護者から情報取集と体調確認を行い本日のケアが可能かを判断します．

- 「体調はいかがですか？」
➡ 発熱，嘔吐，下痢，便秘など，いつもと違うことがなかったか．
- 「お食事は食べられていますか？」「水分はとれていますか？」
➡ 飲食に関する聞き取りは重要です．摂取できていないようであれば低栄養や脱水症の可能性もあるため，早めの対応（在宅医や訪問看護師に報告し，在宅チームでの食支援や水分の摂取の指導など）が必要かもしれません．
- 「他になにか気になること，心配事はありませんか？」
➡ 細かな会話からケアに関する情報が得られる場合があります．

このとき，いつもと様子が違う，体調が悪いようであればくれぐれも無理をしないでおきましょう．

◆ 器具の準備（図23）

水回りの使用をお断りし，効率よくケアを行えるよう準備します．備品を動かすときは壊さぬよう注意しましょう．

◆ 姿勢を整える（図24）

口腔ケアを安全・安楽に受けていただけるよう姿勢を整えます（p.80～参照）．

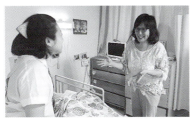
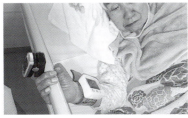

図22　開始前の挨拶と体調の確認

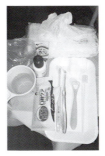

図23　器具の準備

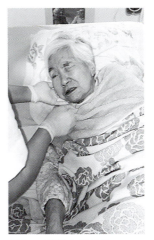

図24　姿勢を整える

◆ ケアの実施（図25）

次に行う動作について説明しながらケアを行うと安心感を持っていただけます．気持ちよく快適なケアを受けていただけるように心がけます．

◆ 後片付け

使用したケアグッズは，よく水洗いし保管場所に戻します．備品を動かした場合は必ず元通りにします．

◆ ケア終了後（図26）

姿勢やベッドの角度を変えたときは元に戻します．当日のケア内容について，ご本人や介護者の方に説明を行い記録に残します．注意事項や今後予想されることなども伝えます．ご質問も聞いておくと良いでしょう．話やすい状況を作ることで，信頼関係の構築につながり，今後の訪問がさらに行いやすくなります．最後に次回のお約束を確認して終了となります（必要に応じカレンダーなどに書き込む）．

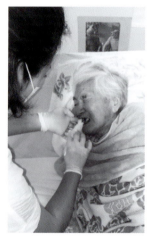

図25　ケアの実施

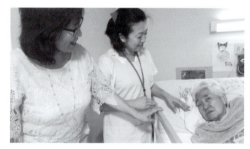

図26　ケア終了後の挨拶

● 拒否がある方の口腔ケアの進め方

「何をされるのか不安」「人に見られたくない」「触られたくない」という気持ちを理解し，笑顔で声をかけながら口より遠い部分（手から腕，肩，頬）からやさしくゆっくりと触れていくことで緊張がほぐれることがあります．ご自身ですこし磨いてもらう，顔回りのマッサージを行ってみる，なども試してみるとよいでしょう．それでも拒否が強い場合は，無理をせず，すこしづつ口腔ケアに慣れていただけるよう，焦らずに進めていきましょう．

● 痂皮や粘膜汚れのある方の口腔ケアの進め方

　口蓋の痂皮は，まず口腔保湿剤などで十分に保湿してから除去することが重要です．最初に保湿剤を塗布しておき，歯のケアが終わって，痂皮がある程度軟化したところで粘膜ケアに入ります．このような状態の方は出血しやすいので無理は禁物です．簡単に剝がせるところから除去するようにします．

　粘膜の汚れも乾燥によるものが多いので，しっかり保湿を行い，粘膜ブラシ，超軟毛ブラシ，スポンジブラシなどで除去していきます．

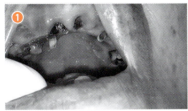
口蓋に痂皮が付着している

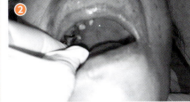
保湿しながら除去する

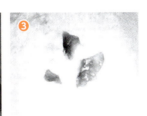
除去後の痂皮

図27　痂皮がある方へのケア

● 介護者への口腔ケアのアドバイス

　セルフケアが困難になったときに，誰に口腔ケアの介助をしてもらうかを考えながら口腔衛生を保つ支援体制を整えていくのも訪問歯科衛生士の役目です．介護家族にケアを頼む場合は，介護疲れなどにも配慮しながら無理のない範囲で指導していきます．

　口腔ケアの手順を一度にすべて指導するのではなく，緊急性やリスクにつながる「ここだけはお願いしたい」部分から少しずつ提案していくと，精神的な負担は軽くなります．また，効率よくケアするためのケア用品の選択も大事です．老老介護や認認介護（認知症の人が認知症の人を介護する状態）の場合など，同居の家族には日々の口腔ケアの介助を頼めないケースもあります．この場合，ヘルパーや施設職

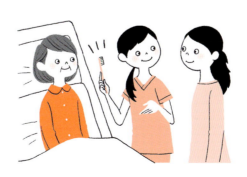

員，訪問看護師などに協力を仰ぐことになりますが，それぞれ限られた時間で業務をこなさなければならず，「口腔ケアまではとても手が回らない」となりがちです．相手の立場も考え，おいしく味わって食べ，爽やかな口を保つためや誤嚥性肺炎等の予防のために，患者さんにとって必要なケアであることを説明し理解いただきます．

よい関係で相手のモチベーションを保つためには，「ご協力いただけて口がきれいになり口臭が減った」「口腔内が唾液で潤うようになってきた」「食事の味がおいしく感じられるようになった」などのように患者さんの変化を具体的に示しながら，「褒める」「感謝する」言葉がけも大事です．

● 栄養状態・脱水の把握

◆ 低栄養

歯科は栄養サポートの一面を担っています（図28）．口腔機能低下や摂食嚥下機能低下を放置すると「低栄養」に陥ります．低栄養状態では，体力や免疫力の低下から全身状態の悪化になりかねません．歯科からの気づきを在宅医や管理栄養士に相談し，機能に合った食形態へ変更したり，食事量を検討したりすることで低栄養を改善する連携ができます（図29）．施設ではミールラウンド（**p.89 ちょこっとコラム参照**）に歯科も参加し，多職種と安全な経口摂取の方法を検討する機会が増えてきました．

低栄養（p.47参照）の疑いがあれば歯科的な支援の方法，摂食嚥下機能の低下予防，維持向上についての取り組みを歯科医師と検討します．訪問時には定期的に患者さんやご家族に食事量や水分摂取量の減少がないかを尋ねます．摂食嚥下機能の低下や口腔内の不具合により，肉や魚などが噛みにくくなるとタンパク質が不足して筋力低下も起こしかねません．そのため，摂食嚥下機能や口腔の状態を把握することが大切です．また，低栄養から全身の体力や免疫力低下を引き起こし，結果的

歯科は栄養サポートの一面を担う

歯科
食べられる口づくり
・口腔環境を整える
・摂食嚥下機能の評価
・咀嚼訓練
・嚥下訓練

安全な経口摂取

栄養サポート
栄養管理
・低栄養の改善
・食形態の決定
・食事介助の方法

安全に食べられる食形態の決定

図28 歯科がかかわる栄養サポート

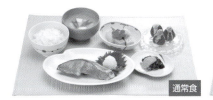
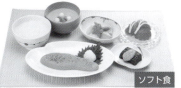
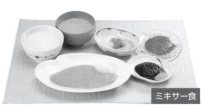
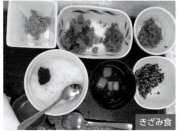

図29 咀嚼機能や嚥下機能に合わせた食形態の選択
（写真協力：クリニコ，ソフト食は「まとめるこeasy」を使用）

1. 社会的要因
独居・介護力不足・ネグレクト・孤独感・貧困
2. 精神的心理的要因
認知機能障害・うつ・誤嚥・窒息の恐怖
3. 加齢の関与
嗅覚障害・味覚障害・食欲低下
4. 疾病要因
臓器不全・炎症・悪性腫瘍・疼痛・義歯など口腔内の問題
薬物副作用・咀嚼，嚥下障害・日常生活動作障害・消化管の問題（下痢・便秘）
5. その他
不適切な食形態の問題・栄養に関する誤認識・医療者の誤った指導
＊赤字は歯科に関連する要因

図30 高齢者の低栄養の代表的な要因
（大内　尉義，秋山弘子編：新老年医学　第3版．東京大学出版会，東京，2010；579-590）

ミールラウンドとは？

　ミールラウンドとは，医師，歯科医師，管理栄養士，看護師，歯科衛生士，介護支援専門員などの職種の者が，認知機能や摂食嚥下機能の低下を伴う施設入所者に対し，机や椅子の高さなどの食事の環境，食事の姿勢，食事のペースや一口量，食物の認知機能，食具の種類や使用方法，食事介助の方法，食事摂取量，食の嗜好を観察し，カンファレンスなどを行い入所者ごとに経口摂取の維持支援の充実を図ることです．

（日本老年医学会）

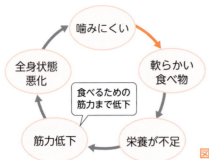

図31　咀嚼機能低下から起こる負の連鎖

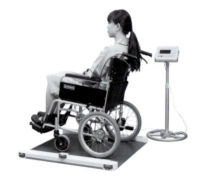

図32　車椅子に乗ったまま測れる体重計
（写真提供：タニタ）

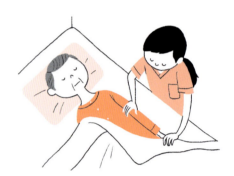

図33　手足の痩せ具合を確認

に咀嚼や嚥下を司る筋群まで筋力低下を引き起こしてしまうと，ますます食べることが困難となる負のスパイラルに陥ります（図31）.

　体重は栄養状態の基本的な指標になり，月に1回測定するのが理想ですが，立位保持ができないと身長・体重の測定は困難でBMI値も出せません．デイサービスを利用していれば，車椅子ごと体重測定ができる体重計（図32）を使用している場合もあるので，患者さんの承諾を得てから，情報を共有し「栄養」についても連携します．

　口腔内だけをみていると全身状態のチェックを怠りがちですが，掛け布団をめくって手足のやせ具合（図33）や浮腫，皮膚の張り（脱水の徴候）なども観察するとよいでしょう．筋肉量は上腕周囲長や下腿周囲長を指標にします（図34）．下腿周囲長は麻痺や拘縮がない側のふくらはぎの一番太いところを計測し，28cm以下でサルコペニア（筋減弱症）を疑いとなります（**p.92「ちょこっとコラム」参照**）.

◆ 脱水

　脱水は口腔を乾燥させるだけでなく，命をも脅かします．要介護高齢者はトイレに行く回数を減らそうと水分摂取を控える，むせるのが苦しくて水分を摂らずにいるなど，夏に限らず脱水傾向に陥りがちです．

簡単に脱水をチェックできる方法としては，以下があります．
- 脇の下が乾いていないか
- 皮膚に張りがなくかさかさ乾燥していないか
- 口の中のねばつきや乾燥がないか
- 爪を押して色の戻りをみる（図35）
- 手の甲の皮膚をつまんで，戻り具合をみる（図36）

むせてしまうために水分を摂りたがらない場合は，適量のとろみを付けることでむせを減らすことができます（図37）．適切なとろみの付け方を指導し，同時に嚥下機能維持向上のための摂食嚥下リハビリテーションを行います（詳しくはp.49〜参照）．在宅では栄養関連の血液検査のデータがない，体重が測定できないなど数字で経過をみていくのが難しいケースが多いです．だからこそ訪問時の観察や会話から栄養状態や体調の変化をキャッチすることが大切です（表2）．歯科衛生士も栄養の視点ももってかかわることが生活支援につながります．

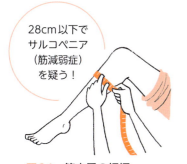

図34　筋肉量の把握

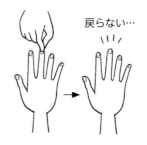

図35　爪の圧迫による脱水の把握

心臓より上の高さで手の爪を圧迫して離すと，通常は白くなった部分にすぐ赤みがさして元の色に戻る．脱水があると元の色に戻るのに時間がかかる

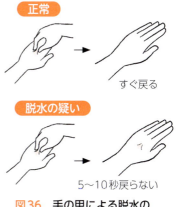

図36　手の甲による脱水の把握

表2　観察や会話による栄養状態の把握

- なんとなく元気がない
- いつもより会話が少ない
- 表情がさえない
- 声の張りがなく声が小さくかすれている
- 食事量や水分量が減ってきた
- 便秘または下痢症状がある
- 口腔乾燥が強い

とろみ剤	とろみの付け方
・患者さんに合わせて濃度を決める ・濃すぎると窒息の危険がある ・温かいものはとろみがつくのが速く，冷たいものは時間がかかる ・薬を飲むときに使うと口の中に貼りつきにくくなり苦味も抑えられる ・とろみが薄すぎる場合 　➡ 濃い目のとろみでつくったものを加える ・とろみが濃すぎる場合 　➡ 同じ飲みものを少しずつ加えて調整	❶ 飲みものにとろみを加えて**すぐに30秒ほどかき混ぜる**（縦，横に） ＊すばやく混ぜるとダマができにくい ＊一度とろみの付いたものに後から粉を加えない ❷ 溶かしてから数分でとろみの状態は**安定**する ＊時間が経つと濃くなるので注意 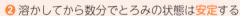 かき混ぜ方 縦・横に切るようにかき混ぜる ①薄いとろみ（1%）スプーンを傾けるとすっと流れる　②中間のとろみ（2%）スプーンを傾けるとトロトロ流れる　③濃いとろみ（3%以上）スプーンを傾けてもドロッとした状態で流れにくい ＊摂食させる前に必ず混ぜて均一にする ＊牛乳，流動食は普通のとろみ剤ではとろみがつきにくく，とろみ剤の入れすぎは窒息事故につながるため注意する

図37　とろみのつけ方

ちょこっとコラム

知っておきたいキーワード「口腔機能低下症」「オーラルフレイル」「サルコペニア」

口腔機能低下症

加齢だけでなく，疾患や障がいなどさまざまな要因によって，口腔の機能が低下し，放置しておくと咀嚼機能不全，摂食嚥下障害となって全身的な健康を損なう疾患．高齢者は，齲蝕や歯周病，義歯不適合などに加えて，加齢や全身疾患によっても口腔機能が低下しやすく，低栄養や廃用，薬剤の副作用等により複雑な病態を呈することが多い．そのため，個々の高齢者の生活環境や全身状態を見据えて口腔機能を適切に管理する必要がある

オーラルフレイル

口腔機能の軽微な低下や食の偏りなどを含む，身体の衰え（フレイル）の1つ．健康と機能障害との中間にあり，可逆的であることが大きな特徴であり，早めに気づき適切な対応をすることでより健康に近づく．「オーラルフレイル」の始まりは，滑舌低下，食べこぼし，わずかなむせ，噛めない食品が増える，口の乾燥等ほんの些細な症状であり，見逃しやすく，気が付きにくい（日本歯科医師会ホームページより）

サルコペニア

加齢に伴い骨格筋が萎縮し，筋力低下または身体機能の低下を伴った状態．四肢骨格筋量の低下があることに加えて身体機能（歩行速度）の低下または筋力（握力）の低下がある場合に診断される

記録や報告書の書き方

医療保険での「訪問歯科衛生指導」（図38），介護保険での「居宅療養管理指導」（図39），いずれの保険での訪問であっても，訪問先に記録を残すこと，歯科医師への報告は必須です．連携を深めるために月に1回担当ケアマネジャーに報告をするとよいでしょう．

◆ 居宅療養管理指導

訪問診療を行った歯科医師と共同で作成した「管理指導計画」に患者さんやご家族の同意を得て，計画に沿った実地指導を行っていきます．歯科衛生士は実施記録（p.121，図4左，様式3の4.）を作成し，居宅療養管理指導計画（同様式3の3.）を添付して医療保険の診療録に添付・保管します．居宅療養管理指導計画は，歯科訪問診療の結果を受けて，歯科医師の指示の下，歯科医師・歯科衛生士などの職種が共同で作成します．関連職種との連携が必要な場合は「関連職種との連携」欄に記載します．

❶『訪問歯科衛生指導』患者宅に残す記録
① 訪問場所（施設・在宅）
② 訪問日と指導の開始及び終了時刻
③ 口腔の状況（口腔衛生・義歯・摂食嚥下に関して）
④ 実施した指導内容
⑤ 療養上必要な事項に関する情報
⑥ 実地指導を行った歯科衛生士名
⑦ 訪問歯科医院所在地・歯科医師名・連絡先

❷『訪問歯科衛生指導』歯科医師への報告
① 患者氏名
② 訪問場所（施設・在宅）
③ 訪問日と指導の開始及び終了時刻
④ 口腔の状況（口腔衛生・義歯・摂食嚥下に関して）
⑤ 主訴・口腔の状況
⑥ 食生活の改善や指導の要点
⑦ 実地指導を行った歯科衛生士の署名

図38　訪問歯科衛生指導の記録

①利用者氏名　②訪問日，指導の開始時間と終了時刻　③実施者　④訪問先（自宅・認知症グループホーム・特定施設）　⑤歯科医師の同行の有無と同行した場合の時間帯　⑥実地指導の要点　⑦解決すべき課題　⑧特記事項（実地指導に係る情報提供・指導計画の見直しも含めた歯科医師からの指示）

図39　歯科衛生士居宅療養管理指導実施記録の記載項目

> **Point**
>
> **実地指導のポイント**
> - 専門用語は避け，患者さんやご家族に伝わりやすい言語を使う
> - 治療計画ではなく，療養生活をよりよくするためのものであることを念頭において，現状の問題を把握し「こうありたい」「こうなりたい」という患者さんやご家族の思いを尊重する
> - 自立できる部分は引き出す
> - 介護者が過負担にならない指導内容であること

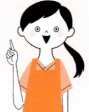

スクリーニング，アセスメントを行い，それに応じた計画を立てていきます．

＜居宅療養管理指導計画の項目＞
- 初回作成日，作成（変更）日，記入者（歯科医師名・歯科衛生士名）
- 目標：歯科疾患，口腔衛生，摂食嚥下機能，食形態，栄養状態，誤嚥性肺炎の予防，その他
- 実施内容：口腔の清掃，口腔清掃に関する指導，義歯の清掃，義歯の清掃に関する指導，摂食嚥下等の口腔機能に関する指導，誤嚥性肺炎の予防，その他
- 訪問頻度：月4回程度，月2回程度，月1回程度，その他
- 関連職種との連携

　日々のケアを継続するために，情報を他職種と共有しながら連携していきます．食事場面の観察を行うことができれば，食事姿勢，食べこぼしはないか，むせは何でどのようなタイミングで起きているか，咀嚼機能や嚥下機能と食形態が合っているか，とろみの付け具合，食事摂取量，介助で食べている場合は一口量やペーシングなどを確認できます．

　口腔ケアの現状としては，セルフケアか，家族の介助磨きが行われているか，他職種による口腔ケアの支援の必要性があるかを確認します．義歯を使用している場合は，着脱や清掃，管理は誰がどのように行っているかも聞いておきます．

　管理指導計画に沿った実地指導では，その「結果」を求めすぎると患者さんやご家族のプレッシャーになります．誰のための支援か，誰が満足できるための支援であるかを踏まえて支援していきます．

Case 老老介護のアルツハイマー型認知症の方を初回訪問する場合

事前情報
- 80歳代前半男性
- キーパーソン：2歳年下の妻
- 要介護：2，認知症高齢者生活自立度：ⅡB，障害高齢者生活自立度：B1
- 3年前に転倒し大腿骨骨折で3カ月入院　入院中に認知症を発症し服薬治療中
- 食事：普通食（むせはない）
- 歩行：室内は杖を使いトイレや食卓に移動できるが見守りが必要
- 主訴：口臭がある，最近続けて歯が折れて食事に時間がかかる，義歯は入院で外してから合わなくなり使用していないが，できれば義歯を使い食事をさせてあげたい

▼

歯科医師からの指示
- 月4回定期的な歯科衛生士訪問で，妻の介護負担を軽減するように関連職種と連携を取り，口腔衛生管理の指導を行う．口腔機能や嚥下機能低下予防と義歯の取り扱いを指導．義歯完成後は咀嚼機能回復を目標に咀嚼訓練を開始する

▼

口腔のスクリーニング
- 口腔内：歯頸部や舌側を中心に歯垢付着，歯冠破折8本，舌苔付着少量，動揺歯はない，口腔ケアは自身で行っているが気分により磨かないときもある
- 口腔機能：RSST2回，改定水飲みテスト（MWST）5点，舌運動問題なし，頰を膨らませることは左右十分行える，ぶくぶくうがい可能，食事中のむせなし，口腔乾燥なし，最近会話が減ってきた

▼

口腔のアセスメント
- 咀嚼機能と食形態が合っていないため窒息や誤嚥のリスクがある
- 口腔衛生状態が不良のため口腔衛生管理の体制を整える必要がある

▼

歯科治療の計画（歯科医師）
- 歯冠破折した鋭利な部分を切削
- 咀嚼力の回復に期待し新しい義歯を作成する

▼

歯科衛生士居宅療養管理指導計画の立案
- 事前情報，スクリーニングとアセスメント・聴き取った内容などから歯科医師，関連連職種とともに立案する

図40　口腔のアセスメントと口腔ケアプランの一例　　　　　　　　　　　　　（つづく）

> **長期目標**
> 口腔衛生や機能を保ち，おいしく食事を食べて穏やかに在宅生活を継続する．
>
> **短期目標（3カ月間）**
> ① **口腔衛生を保つ**
> ・月4回居宅療養管理指導のサービスで訪問．セルフケアと関連職種による口腔清掃の継続により衛生状態を改善し口臭を減らす
> ・口腔内に合った口腔ケア用品を選択し（タフトブラシ），使い方を介助者に指導
> ・義歯の完成後は清掃方法や保管方法を指導
> ② **口腔機能を保つ**
> ・デイサービスの利用時と在宅訪問時に口腔体操を行う
> ・訪問時の気分に合わせて患者さんの昔話などの会話や，歌で発語を促す
> ③ **おいしく食事を食べる**
> ・義歯完成までは歯冠破折による咀嚼力低下を考慮した食形態の提案をする
> ・義歯の作成後咀嚼訓練を行い，安全に食べる支援をする
> ※居宅療養管理指導はおおむね3カ月間管理指導計画に基づき実地指導を続け，3カ月後にモニタリングを行い継続していく

図40　口腔のアセスメントと口腔ケアプランの一例（つづき）

> ❶ **口腔機能スクリーニング**
> 　口腔機能（口腔衛生・義歯の衛生・摂食嚥下機能など）のリスクを把握する
>
> ❷ **口腔機能アセスメント**
> 　スクリーニングの結果を踏まえ，解決すべき課題を把握する
>
> ❸ **管理指導計画の立案**
> 　口腔機能アセスメント結果を踏まえ，歯科医師・歯科衛生士・ケアマネジャー・その他関連職種が共同し，解決すべき課題に対し関連職種が共同して取り組むべき事項・療養上必要な実地指導内容や訪問頻度等の具体的な管理指導計画を作成する．作成した管理指導計画については，居宅療養管理指導の対象となる利用者（患者さん）またはその家族に説明し，その同意を得る）
>
> ❹ **実地指導の実施**
> 　管理指導計画に基づき，実地指導を行う．管理指導計画に変更や実施上の問題（口腔清掃方法の変更の必要性，関連職種が共同して取り組むべき内容の見直しが必要となった場合など）は，ただちに当該計画を修正する．
>
> ❺ **口腔機能モニタリング**
> 　おおむね3カ月を目途として，口腔機能のリスクについて，口腔機能スクリーニングを実施し，当該居宅療養管理指導に係る指示を行った歯科医師に報告し，歯科医師による指示に基づき，必要に応じて管理指導計画の見直しを行う．なお，管理指導計画の見直しに当たっては，歯科医師その他の職種と共同して行う．口腔機能のモニタリングにおいては，口腔衛生の評価，反復唾液嚥下テスト等から利用者の口腔機能の把握を行う．
>
> > **歯科衛生士が毎回行うこと**
> > ① 指示もとの歯科医師への報告
> > ② 記録作成（管理指導計画に従い利用者の状態や指導内容を記録する）

図41　居宅療養管理指導のプロセス

4 さらにもう一歩編 口腔機能をみてみよう！

寺本浩平（寺本内科・歯科クリニック／歯科医師）

● 歯があっても食べられない！？

　脳血管疾患の後遺症やパーキンソン病を抱えた患者さんの場合，補綴治療等によって形態回復がなされても，「やっぱり飲み込めません」「むせてしまって食事になりません」という機能的な訴えが残る場合があります．歯科ではブリッジや義歯などの形態的治療は日進月歩で進化してきましたが，それらを利用して「食べる」という機能的な部分への評価は遅れてきた傾向にあります．

　わかりやすく言えば，食べるのに必要な義歯を作り，細かく調整はするけど，それを使って本当に食べられているかどうかの検証はあまり行われてきませんでした．これは，一般の外来患者さんでは舌も頬もよく動き，嚥下機能も正常であることが大前提とされてきたからです．

　しかし，脳梗塞で倒れ，一命を取り留めたものの，「手足が動かない」，「喋れない」などの後遺症を訴える方は，同様に「食べられない」「飲み込めない」という訴えも抱えています．補綴治療は，口から食べるという「ゴール」を達成するための「ツール」に過ぎませんから，「ゴール」が達成ができているかの評価こそが重要です（図1）．極論を言えば，歯が1本もない高齢者がステーキを難なく食べられていれば，そもそも義歯もブリッジも不必要かもしれません．

● 口腔ケアから機能面へのアプローチにつなげよう！

　歯科訪問診療を行っていると，療養中に放置された口腔内の惨状に唖然とする

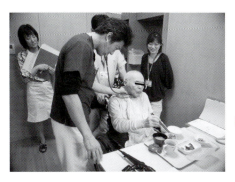

図1 義歯（ツール）を使ってきちんと食事摂取（ゴール）ができているかを評価する

ケースが少なくありません（図2）．たとえば，図3のようなケースでは，舌の汚れが著しいのは一目瞭然です．しかし，汚れを除去するための口腔ケアにとどまらず，汚れている原因を除去しなければ意味がありません．さて，その原因はなんでしょうか？

　口腔乾燥なども原因の1つではありますが，「舌が動いていない」という点に着目することが重要です．舌は，日常的に「話す」「食べる」などの働きに寄与し，つねに口蓋と接触しているため，機能が正常な状態ではこのように汚れが堆積することはありません．当然，相対する口蓋にも同様の汚れが付着しています．つまり，「汚れている→動きが悪い→話せていない，食べられていない」という発想にたどりつきます．口腔衛生管理を行いながら，汚れの原因を探索することで，食べる機能の障害に気づく流れが極めて重要なのです（図4）．このように要介護高齢者の方の口腔内をみる際，清掃ができているかだけではなく，機能面を考慮する必要があります．手足に麻痺があるのと同様に口腔内にも麻痺が生じていれば，相応の口腔衛生管理が必要です．

コラム 「口腔衛生管理（器質的口腔ケア）」と「口腔機能管理（機能的口腔ケア）」

　清掃性に着眼したケアを「口腔衛生管理」と呼ぶのに対して，口腔器官の機能を回復させるための訓練は「口腔機能管理」と呼ばれるようになっています．たとえば口腔内に麻痺があれば，麻痺側の舌や頬の動きが低下し，食物残渣やプラークの付着に左右差が生じるため口腔機能管理にまで目を向けないと根本的な解決にはなりません．要介護高齢者では，「口腔衛生管理」と「口腔機能管理」の両輪で行われることが望まれます．

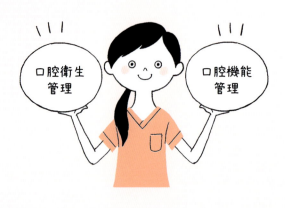

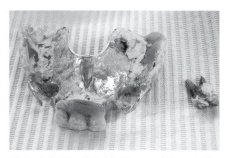

図2 5年間一度も外されていなかった義歯

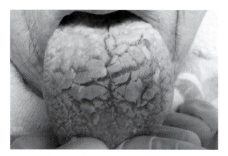

図3 舌にこびりついた舌苔

このような患者さんでは舌の運動不全が考えられる

口腔を診て**口腔の機能**を読み，
口腔の機能から**全身の機能**を読む

▼

「しゃべってなさそうな口だな」
「食べてなさそうな口だな……」
「ADLはどのくらいだろう？」

▼

摂食嚥下障害？

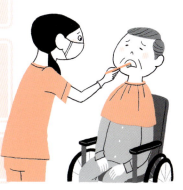

図4 口腔衛生管理を行いながら，口の機能についても評価する

まずは食事場面の観察から！〜食事場面をみるときの3つのポイント

　要介護高齢者の方に吸着のよい義歯を装着しても，「先生，入れ歯は落ちなくなったけどむせてしまって食事になりません」などの訴えが残ることがあります．形態的医療から機能的医療へのパラダイムシフトが必要な瞬間です．そんなときは，まずは食事場面を観察してみましょう．その際に有効となる3つのポイントをご紹介します．

Point　食事場面観察のための3つのポイント
- 姿勢
- 食形態
- 食べ方

❶ 姿勢

体幹が傾いている，首が上を向いているなど，姿勢が原因でむせが生じている場合があります．体幹が傾いているなら補正するなど姿勢の補正を行うことで，驚くほど摂食状態が改善する場合があります（図5）．

❷ 食形態

お粥もみそ汁もお茶もデザートのゼリーも，一律同様にむせているケースはまれです．その方にとって「得意なもの」と「不得意なもの」をみつけ，不得意なものに対してのみ，お茶ならとろみをつける，刻み食をあんかけにするなどその方に合った食形態を工夫することが重要です（図6, 7）．

❸ 食べ方

上記①，②が整ったうえで，最後に「食べ方」の指導を行うことは大切なポイントです．たとえば，認知症が原因となって，「一口量が多すぎる」「むせるにも関わらずペースが早い」などといった患者さんでは，誤嚥や窒息のリスクが高くなります．一口量や食事のペースをアドバイスするほか，おかしいと思ったら，多職種と協働した食支援につなげることも大切です．

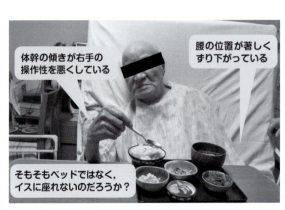

図5　姿勢の観察

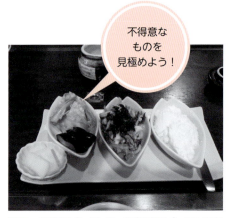

図6　得意な食べもの・不得意な食べものを観察する

硬いもの ➡ 軟らかくする
パサパサするもの ➡ あんかけにする
刻むとバラバラになるもの ➡ あんかけにする
べとつきが強いもの ➡ 流れのよいものにする
液体 ➡ とろみをつける

図7　食形態の工夫の例

介護現場では，歯科医師・歯科衛生士が多職種とともに「食事場面を観察する」ことを「ミールラウンド」と呼び，食事場面の評価を期待されます．ところが，私も含めた多くの歯科医師・歯科衛生士は，食事場面の観察についての卒前教育を受けていないため，どうしたらよいか戸惑うかもしれません．

先述の3つのポイントは現場での有効な武器です．「姿勢」・「食形態」・「食べ方」を観察し，補正して，それでもむせなどが改善されない場合に，機能障害を疑うというステップを踏むが極めて重要なのです．

● 機能障害が疑われたら…

繰り返しになりますが，口や喉の筋力が低下した場合に，義歯だけ治しても食事が改善されない場合があるということを歯科医師・歯科衛生士が認識することは重要です．最終的には，摂食嚥下リハビリテーションを行いながら義歯を調整し，随時食事場面を観察することが求められてきます．このようなアプローチを「摂食機能療法」といい，今後ますます必要になってくる分野です．

Case 摂食機能療法の実際

85歳女性，脳出血（左片麻痺）
「現在は胃ろうで経口摂取はしていません．医師からは禁食とされていますが，すこしでも口から食べることは可能でしょうか？」

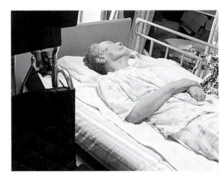

図8 初診時．意識がなく，言葉に反応しない

ゴール設定
安全な食材をお楽しみ程度に1日数口食べられること

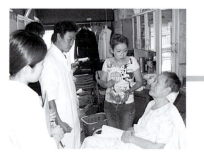

図9 摂取状況の診察

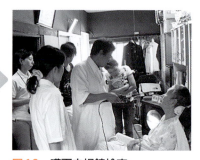

図10 嚥下内視鏡検査

ペースト誤嚥なし．直接訓練開始．端座位保持可

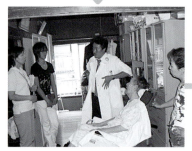

図11 結果報告と訓練の指導

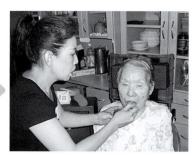

図12 ご家族による訓練の実施

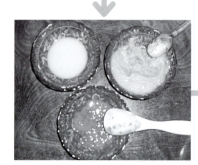

図13 訓練開始から6カ月後

本人が好きな物だけ食べられる状態に．「おはようございます」「こっちのパジャマがいい」などの発語を認める．義歯作製開始．直接訓練・間接訓練を継続

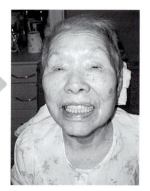

図14 初診から8カ月後

義歯も入りたいへん満足されている様子

第 4 章　歯科訪問診療の実際をみてみよう！

「ミールラウンド」への参加

　最近は，病院や施設において看護師や管理栄養士などの多職種とともに嚥下機能の回診等を行い，食事摂取の方法や食形態の調整などを行う「ミールラウンド」に歯科が参加することが増えてきました（図15）．口腔ケアや歯科治療をした方の食事場面を観察し，摂食時の姿勢や食形態などの問題点と対応を考えることで摂食状態の改善を図ります．在宅においても同様ですが，他職種が常時いるわけではありませんので，ケアマネジャーなどの協力を仰ぎ，できるだけ多くの他職種と連携して食支援を行うことが大切です（図16）．

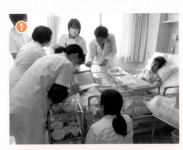
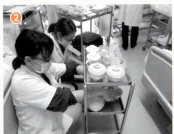
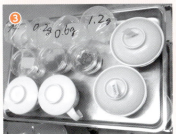
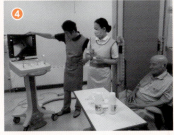

図15　病棟におけるミールラウンド風景
❶病棟回診，❷管理栄養士，❸調整食の選択，❹嚥下造影による評価

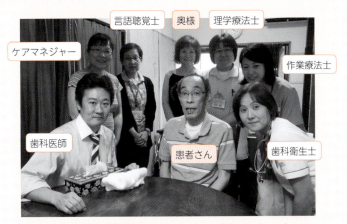

図16　在宅でも多職種とのかかわりで「食べる」を支える

知っておきたい！摂食嚥下機能のスクリーニング方法

川野麻子（口腔栄養サポートチーム　レインボー／歯科衛生士）

摂食嚥下機能のスクリーニング方法は，摂食嚥下障害のある人を絞り込むための簡易的な検査です．1つの検査だけでなく，組み合わせて行うことで嚥下をする際にどこに問題があるのかを推察します．以下に代表的な方法を紹介します．

❶ 反復唾液嚥下テスト（RSST）

自発的な嚥下の繰り返し能力を評価します．

方法

人差し指で舌骨，中指で甲状軟骨を触知した状態で唾液を連続して嚥下するよう指示します．甲状軟骨が指を乗り越えた場合のみカウントし，30秒間に何回嚥下できるかを数えます．

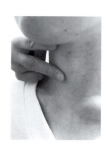

判定

3回未満であれば嚥下障害の可能性が高いと判定します．

❷ 改訂水飲みテスト（MWST）

3mLの冷水を嚥下し，口への取り込み，送り込み，誤嚥の有無を評価します．誤嚥の可能性があるため，テスト前には口腔ケアを行いましょう．

方法

シリンジで冷水3mLを計量し，口腔底にゆっくり入れ，嚥下の指示を出します．

判定

```
判定不能　口から出す　無反応
1　嚥下なし　むせありand／or呼吸切迫　　2　嚥下あり　呼吸切迫
3　嚥下あり　呼吸良好　むせあり　and／or　湿性嗄声
4　嚥下あり　呼吸良好　むせなし
5　4に加え　追加の嚥下が30秒以内に2回可能
```

評価が4以上であれば最大2回施行し悪い点を判定とします．

❸ フードテスト（FT）

茶さじ一杯（約4g）のプリンを食べ，口の中で食べ物をまとめる機能と咽頭への送り込みの機能を評価します．

> **方法**

茶さじ一杯（約4g）のプリンを舌背の前方に置き嚥下を指示します．

> **判定**

```
1  嚥下なし　むせありand／or呼吸切迫　　2  嚥下あり　呼吸切迫
3  嚥下あり　呼吸良好　むせあり　and／or　湿性嗄声　口腔内残留中等度
4  嚥下あり　呼吸良好　むせなし　口腔内残留ほぼなし
5  4に加え　追加の嚥下が30秒以内に2回可能
```

もっと詳しく勉強したい方のためのブックガイド

初心者にお勧めの書籍として，以下を推薦します．

- **口腔ケア・誤嚥性肺炎について…**
  - ＊米山武義 著『肺炎は「口」で止められた』（青春出版社）
  - ＊角　保徳 編著，大野友久・守谷恵未 著『超高齢社会のための新編　専門的口腔ケア　要介護・要有病者・周術期・認知症への対応』（医歯薬出版）

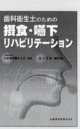

- **摂食嚥下リハビリテーションについて…**
  - ＊公益社団法人日本歯科衛生士会 監修，金子芳洋 編集代表『歯科衛生士のための摂食・嚥下リハビリテーション』（医歯薬出版）
  - ＊日本歯科衛生士会 監修『歯科衛生士のための口腔機能管理マニュアル　高齢者編』（医歯薬出版）
  - ＊植松　宏 監修『訪問歯科診療ではじめる　摂食・嚥下障害へのアプローチ』（医歯薬出版）
  - ＊菊谷　武 著『「食べる」介護がまるごとわかる本』（メディカ出版）
  - ＊三鬼達人 編　『エキスパートナース増刊"あなた"が始める　摂食・嚥下・口腔ケア』（照林社）

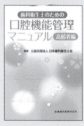

- **その他**
  - ＊日本歯科衛生士会 監修，秋野憲一 編集主幹，武井典子・久保山裕子・山口朱見 編著『歯科衛生士のための地域ケア会議必携マニュアル』（医歯薬出版）
  - ＊吉田貞夫 著『認知症の人の摂食障害　最短トラブルシューティング　食べられる環境，食べられる食事がわかる』（医歯薬出版）
  - ＊小山珠美 著『口から食べる幸せをサポートする包括的スキル　KTバランスチャートの活用と支援　第2版』（医学書院）
  - ＊小山珠美・芳村直美 著『実践で身につく！　食・嚥下障害へのアプローチ　急性期から「食べたい」を支えるケアと技術』（学研メディカル秀潤社）

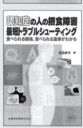

歯科衛生士は施設・在宅において，他職種に口腔ケアの方法などをわかりやすく伝える役割もありますので，介護職対象の書籍も参考になります．

第5章 歯科訪問診療をとりまく制度と他職種について知っておこう

猪原　健・猪原　光（猪原歯科・リハビリテーション科／歯科医師）

1 歯科訪問診療はどんな場合に可能なのか？

● 歯科訪問診療の要件

「歯科の訪問診療に来てほしい」と患者さんから依頼があった場合，保険診療を行ううえでは，以下の4点について気をつける必要があります．

---
① 訪問診療の対象となる状態か？
② 訪問できる場所か？
③ 訪問診療で対応すべき治療内容か？
④ 連携すべき医療・福祉関係者に連絡してあるか？

保険診療における歯科訪問診療については，2004年に日本歯科医師会・日本歯科医学会より公表された「歯科訪問診療における基本的な考え方」に則って実施すべきであるとされています．しかし，10年以上経過したこともあり，2016年に新たに日本老年歯科医学会より「在宅歯科医療の基本的考え方2022」が公表されました．本項では，歯科訪問診療に関する厚生労働省からの通知と，上記の「基本的な考え方」から，歯科訪問診療の要件について説明します．

● 訪問診療の対象となる患者さんとは？

歯科訪問診療料を算定するためには，患者さんが**表1**の4つの要件を全て満たしている必要があります．

在宅等の「等」には，病院・診療所に入院しているケースや，老人施設などに入所・入居している場合を含んでいます．以前は「寝たきり状態」の要件が必要でしたが，現在は緩和されており，例えば認知症で歩行可能であるものの，環境の変化などにより外来歯科治療が困難なケースも対象とされています．

表1　訪問診療の対象となる患者さんの条件

① 在宅等において療養を行っている
② 疾病・傷病のため，通院による歯科治療が困難，またはこれに準じる状態
③ 患者の求めに応じて訪問，もしくは継続的な歯科治療が必要と認められ患者の同意を得ている
④ 在宅等の屋内において実施する

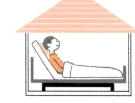

　在宅等での歯科診療には，大きく分けて，依頼時のみ実施される緊急対応である「往診」と，長期的な医療計画のもとに実施される継続的な「訪問診療」があります．医科点数表では，これらの2つの診療行為は区別され点数も異なるのですが，歯科点数表ではどちらのケースも「歯科訪問診療料」として取り扱うことになっています．

● 歯科訪問診療を実施できる場所

　患者さんやご家族から求められ，上記の要件を満たしたからといって，どこでも歯科訪問診療をしていいわけではありません．歯科訪問診療は「生活の場」において行う医療であることを基本として，次ページ**表2**の条件を満たす必要があります．

　この中で特に問題となるのが，③の「通所施設での歯科訪問診療は不可能」です．くわしくはp.111で後述しますが，歯科訪問診療を依頼してくる患者や家族のなかには，通所しているにもかかわらず入所・入居であると間違って理解している場合もあり，注意が必要です．病院や施設への訪問診療を依頼されたら，必ず歯科標榜の有無，施設の種類を責任者に確認する必要があります．

● 訪問診療で対応すべき治療内容

　歯科訪問診療は，外来歯科診療の単なる延長ではありません．あくまで，患者さんの「生活の場」において，在宅療養を支援するために必要な歯科治療を在宅の場において構築するという，外来診療とは異なる考え方が必要になります．歯が欠損しているからブリッジを入れましょうとか，義歯が壊れたから修理しましょう，と短絡的に考えることはできません．

表2　歯科訪問診療を実施できる場所

① 診療所から **16km** 以内であること（離島や過疎地などの例外あり）
② 病院において行う場合は，訪問先の病院が **歯科・歯科口腔外科・小児歯科・矯正歯科のいずれも標榜していないこと**（周術期口腔機能管理については例外あり）
③ デイサービス（通所介護）・デイケア（通所リハビリテーション）など **通所施設での歯科訪問診療は不可能**
④ 必ず患者宅や施設内などの **屋内で実施する**
（屋外や訪問診療車などに移して診療を行うことはできない）

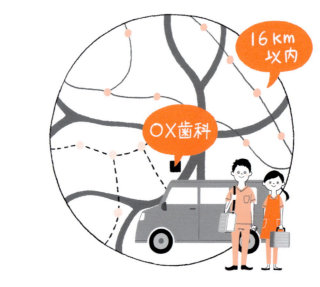

　一般的には在宅における外科処置は避けるべきとされていますが，生活に著しい困難をきたしているのであれば，リスクとベネフィットを天秤にかけて，抜歯を行うという選択肢をとる場合もあります．もちろん，必要に応じて外来を受診していただけるようケアマネジャーと連携を取ることも重要ですし，訪問診療を行ったその場で後方支援病院である口腔外科に電話連絡をして，入院につなぐこともあります．

第 5 章　歯科訪問診療をとりまく制度と他職種について知っておこう

2　介護保険制度と施設の種類

● 歯科訪問診療にかかわる保険のしくみ

　歯科訪問診療は，在宅等において行う医療ですので，基本的に公的医療保険が適用されます．ただ，歯科医師や歯科衛生士が行う在宅療養上の指導については，在宅生活を支える介護サービス（居宅療養管理指導）という扱いとなり，介護保険が適用されることになります．なおその際，医療保険と介護保険に似たようなサービスが存在する場合には，介護保険の適用を優先させるという原則がありますので，いくつかの医学管理に関する診療報酬は算定できなくなります．以上のことから，歯科訪問診療を行う際には，医療保険と介護保険の両方が関係してくることになります．

● 介護保険制度とは？

　介護保険制度は，介護が必要になった高齢者やその家族を社会全体で支えていくしくみとして，それまでの「福祉の措置」から「サービスの自己選択と契約」への転換を目的に，2000年にスタートしました．「加齢に伴う心身の変化」に対応するための「社会保険」であり，原則として40歳以上のすべての国民（生活保護など一部例外あり）が介護保険に加入し，保険料を負担する制度です．65歳以上で要介護・要支援状態になった場合には，介護保険によるサービスを受けることができます．また40歳以上65歳未満の場合でも，早期に「加齢」してしまったといえるような疾患（特定疾病）により，要介護・要支援になった場合も，給付対象となります（表1）．
　介護保険サービスを受けるためには，市町村による介護認定を受ける必要があります（表2）．介護認定には，要支援1・2，要介護1〜5の7段階があり，それぞれの区分ごとに給付されるサービスの総量が決まっています（例…要支援1：50,320円/月，要介護1：167,650円/月，要介護5：362,170円/月など，2024年10月現在）．
　具体的な介護サービスの内容としては，ヘルパーによる訪問介護やデイサービス（通所介護），施設への入所などが想像しやすいですが，それ以外にも，要介護者自身の自立を促すためのリハビリテーションであるデイケア（通所リハ）や訪問リハなども含まれます．また，要介護者が健康的な日常生活を行うために必要な医学的アドバイスを行うことも介護保険の範囲に含まれ，この1つが，歯科医師・歯科衛

表1　40歳以上65歳未満でも介護保険の給付対象になる疾患

① がん（がん末期）
　（医師が一般に認められている医学的知見に基づき回復の見込みがない状態に至ったと判断したものに限る）
② 関節リウマチ
③ 筋萎縮性側索硬化症
④ 後縦靱帯骨化症
⑤ 骨折を伴う骨粗鬆症
⑥ 初老期における認知症
⑦ 進行性核上性麻痺，大脳皮質基底核変性症及びパーキンソン病（パーキンソン病関連疾患）
⑧ 脊髄小脳変性症
⑨ 脊柱管狭窄症
⑩ 早老症
⑪ 多系統萎縮症
⑫ 糖尿病性神経障害，糖尿病性腎症及び糖尿病性網膜症
⑬ 脳血管疾患
⑭ 閉塞性動脈硬化症
⑮ 慢性閉塞性肺疾患
⑯ 両側の膝関節又は股関節に著しい変形を伴う変形性関節症

表2　要介護認定の区分

自立	日常生活は自分で行うことができる．介護保険での介護サービスは必要なし
要支援1	日常生活はほぼ自分でできるが，要介護状態予防のために少し支援が必要
要支援2	日常生活に支援が必要だが，要介護に至らずに機能が改善する可能性が高い
要介護1	立ち上がりや歩行が不安定．日常の中で，排泄や入浴などに部分的な介助が必要
要介護2	自力での立ち上がりや歩行が困難．排泄，入浴などに一部または全介助が必要
要介護3	立ち上がりや歩行などが自力ではできない．日常においても排泄，入浴，衣服の着脱など全面的な介助が必要
要介護4	排泄，入浴，衣服の着脱など日常生活の全般において全面的な介助が必要　日常生活能力の低下がみられる
要介護5	日常生活全般において，全面的な介助が必要であり，意志の伝達も困難

生士の行う居宅療養管理指導となります．なお居宅療養管理指導については，上記の総量の枠にかかわらず給付が可能です．

● 居宅療養管理指導とは？

　在宅等での療養生活を行うにあたり，歯科医師や歯科衛生士が自宅等を訪問し，療養上の指導を行うことによって，安心して在宅生活を続けられるようにする介護サービスです．歯科医師は月2回行うことが可能で，歯科訪問診療を行った際に算定します．歯科衛生士は月4回の算定が可能で，歯科衛生士単独訪問も可能です．

また，がん末期の利用者の場合は，月6回の算定が可能です．

病院や介護保険施設に入院・入所していない要介護認定者に対しては，介護保険の算定項目である居宅療養管理指導が優先され，医療保険の医学管理は原則として算定しません．

● 施設の種類について

入所・入居系の施設，施設類似サービスについては，各種の根拠法が入り乱れ，またインフォーマルサービスも存在しています（表3）．診療報酬や介護報酬の算定上，気をつけないといけないことは，下記になります．

◆ 歯科訪問診療が行えない施設と条件

歯科のある病院・診療所，デイサービス，デイケアには歯科訪問診療は行えません．デイサービスはサービス付き高齢者住宅（サ高住）に付属していることがあり，2階のサ高住の居室から移動して1階のデイサービスを利用している場合，同一建物内であってもデイサービス時間中の訪問診療はできません．同様に，小規模多機能についても「通い」扱いの時間帯には訪問診療することができません（宿泊サービスの利用日であれば日中も実施可能）．これらはケアマネジャーの作成する「週間サービス表」を確認する必要があります．

◆ 介護保険による居宅療養管理指導を算定できない訪問先

病院・診療所・特別養護老人ホーム（特養）・介護老人保健施設（老健）・介護医療院・短期入所生活介護（ショートステイ）では介護保険の居宅療養管理指導を算定できません．

◆ 周術期口腔機能管理での訪問の場合

歯科のある病院・診療所（歯科・歯科口腔外科・小児歯科・矯正歯科を標榜しているもの）への訪問診療は原則不可能ですが，周術期口腔機能管理を目的とする場合で，かつ病院の歯科医師と連携している場合には，歯科訪問診療を行うことができます．

表3 入所・入居サービス等の一覧

区分	正式名称	略称など	特記事項
介護保険施設	介護老人福祉施設	特養	老人福祉法では，特別養護老人ホーム
	介護老人保健施設	老健	2年を限度に在宅復帰を目指すリハビリ施設
	介護医療院		2018年3月までは介護療養型医療施設．介護医療院へ順次転換
介護保険における地域密着型サービス	地域密着型介護老人福祉施設入所者生活介護	地域密着型特養	定員29人以下の特養
	認知症対応型共同生活介護	グループホーム	1ユニット最大9名の共同生活
	地域密着型特定施設入居者生活介護		小規模な特定施設（看護師が配置されているもの）
入居型施設	特定施設入居者生活介護	介護付き有料老人ホーム	介護保険以外に，入居費が必要となる
介護保険外の施設（介護サービスの併用可能）	外部サービス利用型有料老人ホーム		介護サービスは，外部事業者を利用する
	サービス付き高齢者住宅	サ高住	国土交通省・厚生労働省の共同管轄．家賃が必要．ここでの「サービス」とは介護サービスのことではなく，安否確認と生活相談サービスのこと．介護サービスは外部の事業者を利用する
	軽費老人ホーム	ケアハウス	老人福祉法を根拠法にするが，介護保険サービスが併用可
老人福祉法による施設	養護老人ホーム		生活保護の自立高齢者が入所する．要介護状態になったら退所する必要がある
施設類似型の介護保険サービス	小規模多機能型居宅介護	小規模多機能	通い・宿泊・訪問を一体として提供．長期間にわたって宿泊サービスを利用する場合もある
	看護小規模多機能型居宅介護	看護小規模多機能	小規模多機能に看護を手厚く配置したもの
	短期入所生活介護	ショートステイ	数日間の短期入所が原則だが，特養の入所待ちなどで年単位で利用する場合もあり，その場合はロングショートと呼ばれる
	短期入所療養介護	病院・診療所でのショートステイ	病床の一部を介護保険のショートステイとして利用するレスパイトサービス
介護保険外の自費サービス	通所介護（デイサービス）における宿泊サービス	お泊りデイ	1泊分のショートステイの介護報酬より，2日分のデイサービスの介護報酬の方が高いため，夜間に介護保険外サービスとして宿泊を格安で引き受けても採算が成り立つことを利用したインフォーマルサービス．なかには劣悪な環境下で宿泊をさせていたなどのため，行政指導をうけるような施設も散見される
病院・診療所	歯科のある病院・有床診療所		周術期口腔機能管理を目的とするときのみ，歯科訪問診療が可能
	歯科のない病院		20床以上．歯科訪問診療が可能，居宅療養管理指導の算定は不可能
	歯科のない有床診療所		19床以下．歯科訪問診療が可能，居宅療養管理指導の算定は不可能

第5章 歯科訪問診療をとりまく制度と他職種について知っておこう

3 連携すべき医療・福祉関係者にはどんな人たちがいるの？

　在宅等への歯科訪問診療では介護保険による居宅療養管理指導を算定することになりますが，この際，必ず担当の介護支援専門員（ケアマネジャー）に指導内容を逐次報告することが義務づけられています．このように，まず訪問診療を行ううえで連携すべき職種の筆頭は，ケアマネジャーであり，各々の職種の職域を理解したうえで，適切な連携をとっていく必要があります．

ケアマネジャー（介護支援専門員）

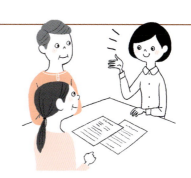

こんな人です
★ ケアプラン（サービス計画書）の作成やサービス事業者との調整を担う介護保険のスペシャリスト

連携のポイント
★ 在宅医療・介護チームの要．必要な情報は適宜すべて伝えましょう

　ケアマネジャーは介護を必要とする方が介護保険サービスを受けられるように，ケアプラン（サービス計画書）の作成やサービス事業者との調整を担います．ケアマネジャーになるためには，医療や介護にかかわる法定資格（歯科では歯科医師と歯科衛生士が含まれる）を所持し，その資格に基づく実務経験を5年以上有する者が，試験に合格し研修を受けなくてはなりません．
　ケアマネジャーは患者さんの生活をもっとも把握しており，そのなかでの目標を立て，それを達成するための計画を立案します．そのため，訪問歯科もこの目標を達する1つの手段として位置づけてもらう必要があります．
　また，介護保険利用者は，ケアマネジャーが立てた「週間サービス表」に従って在宅サービスが組み立てられており，その時間割に従って生活しているような状況です．歯科訪問診療を実施できるのは，基本的にはこの週間サービス表の空き時間となるため，ケアマネジャーに確認のうえ訪問時間を決定します．また，緊急性がある場合には，これらのサービスの組み換えが必要となります．

在宅診療医

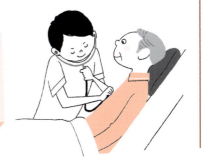

こんな人です
★ 在宅療養患者の医療を全般にわたって司り，生活を支える医師

連携のポイント
★ こまめに診療情報提供書を送付し，情報交換を行う．急を要する場合は躊躇なく連絡し，意思統一を図ります

在宅療養患者は，何かしらの医科疾患のために自立した生活が困難になっています．歯科治療の多くは侵襲的な処置であり，これらを行うに当たっては，在宅療養医から医療情報の提供を受けて，安全に診療を行う必要があります．また，経口による栄養摂取の状況などを歯科から在宅診療医に伝え，低栄養を未然に防ぐのも歯科にとって重要な仕事になります．

訪問看護師

こんな人です
★ 在宅医療チームのなかでもっとも患者さんに身近な存在

連携のポイント
★ 特に口腔ケアや摂食嚥下に関して直接やり取りすることで，密な連携を図ろう

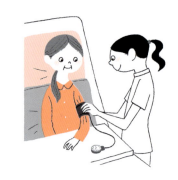

　在宅医療の現場においては，看護師は在宅主治医のクリニックに所属しているのではなく，「訪問看護ステーション」という独立した事業所に勤めている場合が大半です．日常ケアの範囲を超える口腔ケアや摂食嚥下リハビリテーションは，看護師にも担ってもらうことも多く，連携が必要となります．また，訪問リハビリテーションも訪問看護ステーションから派遣されていることが多いため，この場合も連携が必要となります．

ホームヘルパー（訪問介護員）

こんな人です
★ 在宅療養患者の自宅を訪問し，日常生活の援助や身体介護を行います

連携のポイント
★ 日常的な口腔ケアの担い手である場合も多いが，制度上，歯科との連携があまり想定されていません．ケアマネジャーを通じて情報提供します

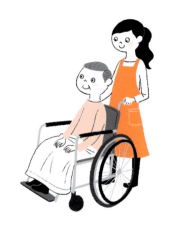

　ホームヘルパーが担うホームヘルプサービスは，「生活援助」と「身体介護」の2つに分けられます．生活援助は，掃除，洗濯，調理，買い物などの家事援助や薬の受け取りなど身体に直接触れない身の回りの援助を指します．一方，身体介護は，①利用者の身体に直接触れて行う，②利用者のADLや意欲の向上を目的として利用者といっしょに行う，③専門的な知識や技術を必要とするもの，とされており具体的には食事介助や日常的な口腔ケアも含まれます．ホームヘルパーによる日常的な口腔ケアのレベルにより，歯科訪問診療の成否が決まると言っても過言ではありません．診療報酬・介護報酬上の算定はありませんが，ホームヘルパーに対する口腔ケアの方法について指導を行ったり，相談にのることはとても重要です．

第 5 章　歯科訪問診療をとりまく制度と他職種について知っておこう

病院の地域連携室

こんなところです
★ 入院についての相談や，転院調整，退院後の生活のコーディネートを行う部署

連携のポイント
★ 病院での訪問診療を行う際は，事前に連絡して調整を行います．病院を訪問した際も，必ず顔を出して診療内容の報告を行い，退院後についての情報を得ましょう

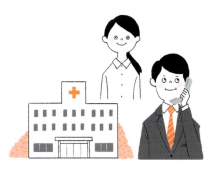

　地域連携室とは，病院において医療機関，介護施設をはじめ行政や福祉にかかわる多くの施設をつなぐ役割を担っている部署です．歯科のない病院に赴いて行う歯科訪問診療においては，地域連携室との連携が非常に重要です．

　最近は入院生活においても，早期からのリハビリテーション介入がなされることが一般的となっており，また治療や入浴など，入院患者ごとに時間割が組まれていることが多くあります．訪問歯科が病院に訪問する場合，病棟での治療・リハビリテーション等のスケジュール調整等は地域連携室が担います．

　また，退院後にどこに行くか（必ずしも在宅復帰するとは限らない）を確認しておかないと，継続的な歯科治療が必要となったときに，歯科治療が終わらないまま中断する，という状況にもなりかねません．治療前後には，必ずナースステーションだけでなく，地域連携室にも顔を出して，患者さんの状況を確認するようにしてください．

言語聴覚士

こんな人です
★ 言語障害や，摂食嚥下障害のリハビリを行う専門職

連携のポイント
★ 歯科との連携に慣れてない人も多いので，積極的に声をかけてみましょう

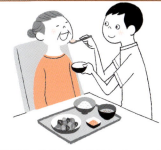

　言語聴覚士は，脳卒中などによる言語障害や，摂食嚥下障害などのリハビリテーションを行う専門職です．多くが病院に所属しており，在宅医療の現場にはあまり多くはいない職種ですが，デイケア（通所リハビリテーション）には配置されていることもあります．歯科と言語聴覚士はともに，口腔や摂食嚥下を扱う職種ですが，なかなかいっしょに働く機会が少なく，歯科と連携することに慣れていない人もいます．嚥下リハビリの専門職とはいっても，病棟での口腔ケアに忙殺されている場合もあるため，歯科からも声をかけて，仲間に引き入れることが大切です．

訪問薬剤師

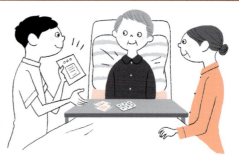

こんな人です
★ 在宅での薬の管理や，服薬の支援を行います

連携のポイント
★ 歯科からも必要に応じて処方箋を発行し，訪問薬剤指導を行います．嚥下困難による薬の服用困難に対しての相談を受けることもあります

　患者さんの自宅や施設等を訪問し，薬の管理や服薬の支援を行う職種です．高齢者は多くの薬を服用していることが多く，自己管理が難しくなっていることもあります．歯科から処方を行う場合，訪問時に直接手渡す（院内処方する）のではなく，訪問薬剤師に処方箋を渡し，薬剤師から投薬してもらうことが医療安全上，非常に重要です．ふだん，処方箋を発行していない歯科医院にとってはハードルが高いかもしれませんが，取り組むことが求められています．

　また，嚥下障害のために経口からの服薬が困難な場合では，水分がなくても容易に服薬できる口腔内崩壊錠が選択されることがありますが，口腔乾燥を伴っていると口蓋や口腔前庭に錠剤が張り付いていることがしばしば認められます．このようなケースの相談に乗ることも，歯科として重要な仕事です．

訪問管理栄養士

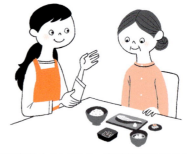

こんな人です
★ 在宅での栄養管理や，食形態，調理方法の指導を行います

連携のポイント
★ 口腔機能から咀嚼・嚥下が可能な食形態についての情報提供を行います

　数は少ないですが，在宅医療の現場で活躍する管理栄養士もいます．栄養管理を行うだけでなく，患者さんに適した食形態のアセスメントを行い，調理指導などを行います．歯科からは，義歯を含めた口腔機能の評価から咀嚼・嚥下が可能な食形態についての情報提供を行い，誤嚥や窒息を防ぐための安全な食事について，協働してアプローチしていくことが重要です．

● そのほかの職種

　日常的な歯磨きはデイサービスでしか行っていないというケースも多々あるため，デイサービスとの連携も重要です．しかし，デイサービスでの歯科診療は実施できないため（p.111参照），連携を行う際に誤解を受けないよう気をつける必要があります．その他，口腔衛生管理や摂食嚥下リハビリテーションを行う際に重要となる「姿勢」に関わる職種として，理学療法士（PT）＊や，作業療法士（OT）＊，

福祉用具専門相談員*が挙げられます．

> *理学療法士（Physical Therapist, PT）
> 　身体に障害のある人，またはそれが予測される人に対して，基本動作能力（座る，立つ，歩くなど）の回復や維持，運動療法や物理療法などの理学療法を行うリハビリ専門職
>
> *作業療法士（Occupational Therapist, OT）
> 　身体または精神に障害のある人，またはそれが予測される人に対して，その主体的な活動の獲得をはかるために，工芸・手芸などの手作業や食事や入浴などの日常生活にかかわる作業などの作業療法を行うハビリ専門職
>
> *福祉用具専門相談員
> 　専門的な知識に基づいて福祉用具の選定や使用についての支援，福祉用具の機能，安全性，衛生状態などについての点検・調整を行う職種

● 多職種との連携のポイント

　歯科訪問診療においては，歯科のみで治療を完結させることはできません．もともと何かしらの医科疾患があり，そのことが原因で在宅や施設での療養生活をされているわけですから，全身的なリスクを抱えているということになります．このような方に対して医療行為を行ううえで，必要な情報を集めてリスク評価を行うことはとても重要なことです．そのため平成30年診療報酬改定の際に「診療情報連携共有料」が新設されました．

　患者さんの全身状態を把握しているのは医科主治医です．一方，生活状況を把握しているのがケアマネジャーです．

　その他，患者さんの在宅療養にもっとも身近な職種である訪問看護師，生活を支えるホームヘルパーなどの介護士とも連携を図る必要があります．

●「サービス担当者会議」ってなに？

◆ サービス担当者会議とは？

　「サービス担当者会議」は，ケアプランを新たに作成する際や，変更・更新を行う際に必ず開催しなくてはいけない会議です．このなかでは，ご本人・ご家族に加えて，サービス事業者の担当者も一堂に会し，ケアプラン内容の検討を行うことになります．前述のように，歯科もケアプランのなかに位置づけられることによって歯科訪問診療を行うことができるようになりますので，原則として出席しなくてはいけません．急に日程が決まってしまう退院時カンファレンスと異なり，事前に日程調整が行われる会議ですので，歯科医師の参加が難しい場合は歯科衛生士だけでも参加するのがよいでしょう．なお，どうしても参加が難しい場合には，事前に照会書の提出が求められます．

　会議は基本的に30分程度です．多くの場合，ご自宅で行われますが，必要に応

じて場所が変わることもあります．まず，出席者全員が簡単な自己紹介を行い，現在の様子について説明があったのち，ケアプランの原案が示され，それについて，ご本人・ご家族や，各サービス事業者が意見を述べ合う形になります．

◆ **歯科衛生士に何が求められているか？**

　いままで歯科衛生士の皆さんは，歯科医師から指示された業務を忠実にこなしていればよかったかもしれません．しかしこれからは，診療所を飛び出し，地域医療のチームの一員として，自ら考えて活動することが求められています．

　訪問口腔ケアで患者さんを訪問し，自らが歯磨きをして，患者さんの口がきれいになったことを満足して帰ってくる……．ケアをしてもらった日だけは，患者さんは幸せかもしれませんが，ほかの多くの日は大変なことになっているかもしれません．自らの手を動かすだけでなく，手伝ってくれる人を見つけて仲間に引き入れ，チームをマネジメントする……，そんな能力が求められているのが，在宅医療の現場なのです．

　なかなかはじめてサービス担当者会議に参加するにはハードルが高いかもしれませんが，どのような雰囲気かについては，国立長寿医療研究センターのウェブサイトに事例動画がありますので，ぜひご覧になってみてください．

「国立長寿医療研究センター在宅連携医療部：平成25年度教材DVD　その人らしく生きるを支える　～多職種協働と連携が拓く在宅医療・ケアの未来～」
http://www.ncgg.go.jp/hospital/overview/organization/zaitaku/suisin/jinzaiikusei/h25/video_kyozai1022.html

4 文書の書き方と保険の請求方法

　歯科訪問診療では，一般の外来診療とは診療報酬の算定方法がかなり異なっており，また複雑であることから，多くの開業医が訪問診療を敬遠する原因となっています．特に，医療保険と介護保険の給付調整については，同じ医療を提供しても，対象患者が要介護認定を受けているかどうかで，算定項目，点数，請求先が異なってくることから，介護保険にかかわる請求を行っていないという医療機関が多いとの調査結果もあります（図1)[1]．

● 介護保険優先の原則

　交通事故や労災の場合，医療保険が使用できないことはよく知られています．介護保険も同様で，「医療保険と介護保険の給付調整における医療保険優先の原則」があり，介護保険と健康保険に同内容の算定項目がある場合は，介護保険で算定することになります（図2)．

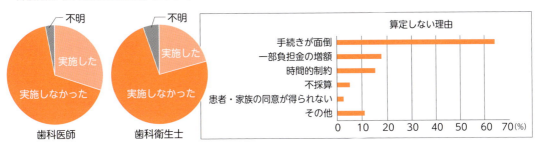

図1　歯科医院における介護保険の算定状況[1]

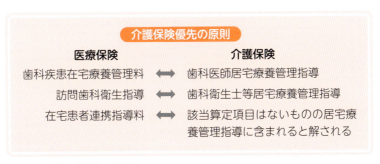

図2　介護保険優先の原則

介護保険における「契約の原則」

歯科医療機関は，保険医療機関としての指定を受けた際に「居宅療養管理指導」を行う介護サービス事業者としての「みなし指定」を受けたことになっています．介護保険においては，サービスの提供にあたって，被保険者と介護サービス事業者との間で契約書を取り交わすことが義務づけられており，また同時に重要事項説明書を用いて契約内容について説明し，同意を得る必要があります（図3）．このあたりが「手続きが煩雑」として算定を行わない医療機関を増やしている原因と考えられます．この契約書などのひな形は，各歯科医師会や保険医協会，インターネットなどで手に入れることが可能です．なお，詳しい内容については，各都道府県が作成している「居宅療養管理指導の手引き」「重要事項説明書及び契約書のガイドライン」がわかりやすいので，インターネットで調べてみるとよいでしょう．

契約書

(居宅療養管理指導)

＿＿＿＿＿＿＿＿(以下、「利用者」といいます) と、事業者 ＿＿＿＿＿＿＿＿の営む居宅療養管理指導（以下、「事業者」といいます）は、事業者が利用者に対して行う居宅療養管理指導サービス利用について、次のとおり契約します。

第1条（契約の目的）
事業者は、介護保険法令及びこの契約書に従い、利用者がその有する能力に応じて可能な限り自立した日常生活を営むことができるよう、利用者の心身の機能の維持回復を図ることを目的として、療養上の管理及び指導を提供いたします。

第2条（契約期間）
この契約の契約期間は平成　　年　　月　　日から第11条から第13条に基づく契約の終了があるまで、本契約に定めるところに従い当事業者が提供する居宅療養管理指導サービスを利用できるものとします。

第3条（居宅療養管理指導サービスの内容及びその提供）
① 事業者は、事業所の所属する歯科医師及び歯科衛生士を派遣し、利用者に対して居宅療養管理指導サービスを提供します。
② 事業者は、利用者に対して居宅療養管理指導サービスを提供するごとに、当該サービスの提供日及び内容、介護保険から支払われる報酬等の必要事項を、利用者が依頼する居宅介護支援事業者が作成する所定の書面に記載し、利用者の確認を受けることとします。
③ 事業者は、利用者の居宅療養管理指導サービスの実施状況等に関する記録を整備し、その終了日から2年間保存しなければなりません。

第4条（協議義務）
利用者は、事業者が利用者の居宅療養管理指導サービスを提供するにあたり、可能な限り事業者に協力しなければなりません。

第5条（相談・苦情対応）
事業者は、利用者及びその家族からの相談、苦情等に対応する窓口を設置し、自ら提供した居宅療養管理指導サービス等に関する要望、苦情等に対し、迅速かつ誠実に対応を行います。

第6条（費用）
① 事業者が提供する居宅療養管理指導サービスの利用料及びその他の費用は、別紙重要事項説明書に記載したとおりです。
② 利用者は、サービスの対価として、前項の費用の額をもとに月ごとに算定された利用者負担額を事業者に支払います。
③ 事業者は、提供する居宅療養管理指導サービスのうち、介護保険の適用を受けないものがある場合には、特にそのサービスの内容及び利用料金を説明し、利用者の同意を得ます。
④ 事業者は、利用者が正当な理由もなく居宅療養管理指導サービスの利用をキャンセルした場合は、キャンセルした時期に応じて、契約書別紙サービス内容説明書に記載したキャン

モデル重要事項説明書　（指定居宅療養管理指導）

あなた（又はあなたの家族）が利用しようと考えている指定居宅療養管理指導サービスについて、契約を締結する前に知っておいていただきたい内容を、説明いたします。わからないこと、わかりにくいことがあれば、遠慮なく質問をしてください。

この「重要事項説明書」は、「枚方市指定居宅サービス事業者の指定並びに指定居宅サービス等の事業の人員、設備及び運営に関する基準を定める条例（平成25年枚方市条例第48号）」の規定に基づき、指定居宅療養管理指導サービス提供契約締結に際して、ご注意いただきたいことを説明するものです。

1　指定居宅療養管理指導サービスを提供する事業者について

事業者名称	（法人種別及び法人の名称）
代表者氏名	（代表者の役職名及び氏名）
本社所在地 （連絡先及び電話番号等）	（法人登記簿記載の所在地） （連絡先部署名）（電話・ファックス番号）
法人設立年月日	（法人設立年月日）

2　利用者に対してのサービス提供を実施する事業所について

(1) 事業所の所在地等

事業所名称	（指定事業所名称）
介護保険指定 事業所番号	（指定事業所番号）
事業所所在地	（事業所の所在地、ビル等の場合には　建物名称、階数、部屋番号まで）
連絡先 相談担当者名	（連絡先電話・ファックス番号） （部署名・相談担当者氏名）

(2) 事業の目的及び運営の方針

事業の目的	（運営規程記載内容の要約）
運営の方針	（運営規程記載内容の要約）

(3) 事業所窓口の営業日及び営業時間

営業日	（運営規程記載の営業日を記載）
営業時間	（運営規程記載の営業時間を記載）

図3　居宅療養管理指導の契約書および重要事項説明書

● 居宅療養管理指導書

　歯科医師が行う居宅療養管理指導については，ケアマネジャーへの毎回の報告が義務づけられています（図4）．また，利用者に対しては「介護サービスを利用する上での留意点，介護方法等に関する指導又は助言は，文書等の交付により行うよう努めること」とされ，努力義務となっています．サービス担当者会議（ケアカンファレンス）にも原則として出席しなければなりません．なお，提供文書に関する書類についての書式は定められていません．

　歯科衛生士が行う居宅療養管理指導は，おおむね3カ月ごとのスクリーニング・アセスメント・モニタリングが必要とされ，必要な書式が厚生労働省より提示されていますが（図5），必要な事項が記載されていれば別の様式でも差し支えないとされています．

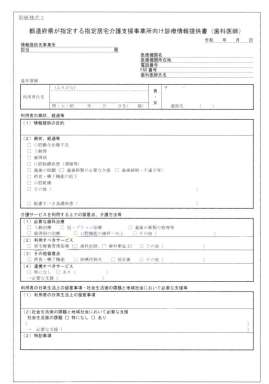

図4　都道府県が指定する指定居宅介護支援事業所向け診療情報提供書（歯科医師）

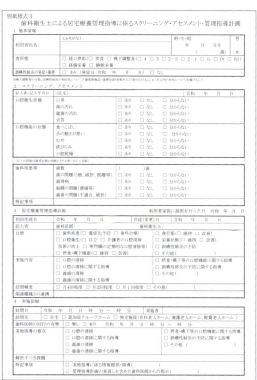

図5　歯科衛生士による居宅管理指導に係るスクリーニング・アセスメント・管理指導計画

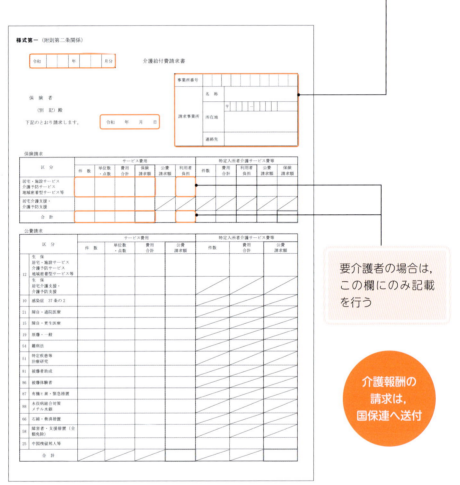

図6 介護保険請求書

● 請求方法

　歯科訪問診療を行った際には診療報酬を請求することになりますが，さらに患者さんが介護保険における要介護・要支援認定を受けており，算定可能な在宅・施設にいる場合には，介護保険における居宅療養管理指導を算定することになります．

第 **5** 章　歯科訪問診療をとりまく制度と他職種について知っておこう

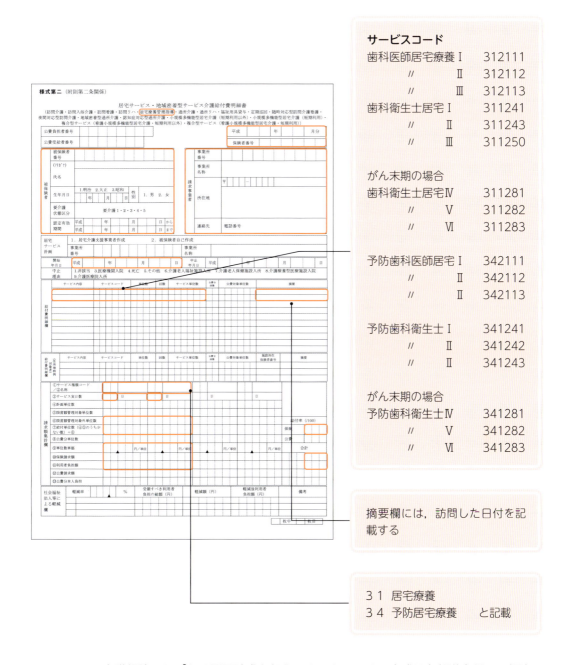

介護保険レセプトは電子請求を行うことになります．書式は各都道府県の国保連のウェブサイトにあります（図6）.

連携に必要な用語 これだけは！

猪原　光（猪原歯科・リハビリテーション科／歯科医師）

● 利用者	医療においては「患者」と言うが，介護においては「利用者」と呼ぶ
● ケアプラン	居宅サービス計画書のこと．第1表，第2表からなり，第1表にご本人・ご家族の意向と総合的な援助方針，第2表に解決すべき課題（ニーズ）とそれに対する長期・短期目標，具体的なサービス内容が記載されている
●（介護保険における）単位	医療保険における「点」と同じもの．1単位10円が基本だが，居宅療養管理指導以外の介護サービスでは，人件費などを考慮して11.4円を上限として地域ごとに定められている．
●（リハビリにおける）単位	医療保険におけるリハビリテーションにおける1単位とは，20分のこと．通常は1回2単位（つまり40分）が実施される．介護保険においてもリハビリ職は「単位」という表現を用いるため，お金の話をしているのか，それとも時間の話をしているのか，混同しないようにしなければならない
● 限度額	区分支給限度基準額の略．介護保険では，要介護者を7段階に区分（要介護認定，p.110参照）し，それぞれの区分に応じて受けられる介護サービス量を制限している．ケアマネジャーはサービスを組み立てる際，この限度額の範囲内に収まるように計画を立てるが，歯科が算定する居宅療養管理指導はこの限度額の枠外とされている．ケアマネジャーがこのことを理解していない場合，「歯科は何単位使いますか？」と聞かれることがある．その際には，「ケアプランには居宅療養管理指導を記載してください．ただし支給限度額の枠外です．訪問して算定した際には必ず内容をご報告します」などと説明する必要がある
● 給付管理票	ケアマネジャーは1カ月ごとに，サービスが計画通りに実施されたかどうかを確認して国保連（国民健康保険団体連合会）に提出する義務がある．その確認のために，ケアマネジャーとサービス事業者の間でやり取りされる文書のこと．支給限度額の枠外である歯科に対しても「給付管理票が必要ですか？」とケアマネジャーが聞いてくることがあるが，その際には必要ない旨を伝える
● 退院時カンファレンス	病院に入院中の患者について，退院に向けて，病院側と在宅医療・介護側の担当者が一同に会し今後のサポート体制などを話し合う会議．病院にて実施される．診療報酬として歯科は「退院時共同指導料1」を算定することになるが，これは歯科衛生士のみの参加でも算定が可能

第 **5** 章 歯科訪問診療をとりまく制度と他職種について知っておこう

●ロングショート	本来は，在宅介護を基本とし短期間のみの利用が想定されているショートステイ（短期入所生活介護）を，数カ月や年単位で継続して利用すること．特養への入所待ち，特養併設のショートステイにロングステイするなど理由はさまざまだが，医療は緊急対応のみで，弊害が大きい
●デイ	デイサービス（通所介護）もしくは，デイケア（通所リハビリテーション）の2つをまとめた略称．2つの異なったサービスをまとめて指すため注意が必要．最近は「リハビリ特化型デイサービス」なども現れており，両者の垣根は徐々に小さくなってきている
●サービス担当者会議	「タンカイ（担会）」と省略されて発音されることがある．詳細はp.117参照
●介護タクシー	一般的に介護保険で利用可能なサービスと思われているが，そうではない．あくまで介護保険が適用されるのは「乗降介助」のみで，タクシーとしての料金が別にかかる．利用にあたっては，事前にケアプランに位置づけられる必要がある
●訪問看護からの訪問リハビリテーション	本来ならば訪問リハビリテーション事業所から，リハビリ職（PT，OT，ST）が患者宅を訪問しリハビリを行うはずであるが，制度上の簡便さなどから訪問看護ステーションから看護師の代わりとしてPTなどが訪問し，実質的な訪問リハビリを行っていることが多い（訪問リハビリ全体の約60%が訪問看護からの給付となっている）．[1] ケアプランや週間サービス表の中に，リハビリを行っているはずなのに訪問看護と記載されているケースは，これに当てはまる
●レスパイト	ショートステイを施設ではなく，病院に入院することで行うこと．神経難病患者などで，介護サービスではショートステイの受け入れ先がない場合によく用いられる
●成年後見制度	認知症などで判断能力の低下した人が，詐欺などの被害にあわないよう，事前の公正証書や家庭裁判所の審判により決められた「後見人」によって，金銭面などの管理が行われる制度．後見人がいる場合，歯科訪問診療の一部負担金の請求なども，この後見人に対して行うことになる
●包括	地域包括支援センターの略．中学校区に1つ程度の割合で設置されており，地域の介護にかかわる総合窓口である．また，要支援認定者のケアマネジャー業務は，包括が行う（ケアマネ委託の場合もあり）．包括から訪問歯科の依頼が来ることも多い
●地連	病院の地域連携室の略（p.115参照）．患者さんの入退院にかかわる業務や入院中の歯科訪問診療受け入れの窓口となる．退院時カンファレンスの招集，退院後の歯科訪問診療の依頼を行うのも地連の役割となる

ケアマネジャーとの連携のポイント

猪原　光（猪原歯科・リハビリテーション科／歯科医師）

ケアマネジャーのもともとの資格を確認する

　ケアマネジャーになるためには，①医療や介護にかかわる法定資格（歯科では歯科医師と歯科衛生士が含まれる）を所持している，②その資格に基づく実務経験を5年以上有する，③介護支援専門員実務研修受講試験に合格したうえで，87時間にわたる研修を受ける必要があります．つまり，基本的にケアマネジャーは，介護保険制度の導入初期に一部例外がありましたが，医療か介護のどちらかの資格をもっていることになります．ケアマネジャーと連携を取る際には，その担当者がケアマネジャーになる前にどの資格で仕事をしていたのかを知ることが重要になります（図）．

　もし連携すべきケアマネジャーがもともと看護師であれば医療関係の言葉は通じますし，かなり数は少ないですが歯科衛生士であれば歯科用語も問題なく伝わりま

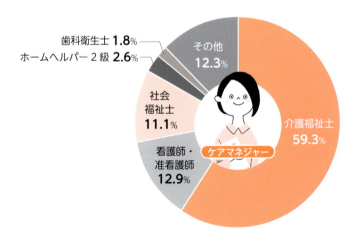

図　ケアマネジャーの資格[1]

実際にケアマネジャー業務に従事している者のうち，介護福祉士の資格を保有するものが59.3％ともっとも多く，次いで看護師・准看護師12.9％，社会福祉士11.1％，（すでにケアマネ受験資格要件を失っている）ホームヘルパー2級2.6％，歯科衛生士1.8％の順となっており[1]，介護・福祉系のケアマネが多いことがわかる

す．逆に介護・福祉系を基礎資格にするケアマネジャーは，医療に関する用語などが通じにくいことも少なくありません．サービス担当者会議に出席した際に，名刺交換を行うことになりますが，ほとんどのケアマネジャーはもともとの法定資格も肩書に書いています．先入観をもつことは良くありませんが，連携の際の参考になるでしょう．

連携の実際～こまめな連絡・情報共有を心がけよう！

　ケアマネジャーは，利用者の支援を行うに当たり，利用者一人ひとりの現在の状況をふまえ，その人が望むその人らしい生活をしていくための設計図となる「ケアプラン（居宅サービス計画書）」を作成します．このなかでケアマネジャーは，利用者の解決すべき課題（ニーズ）をアセスメントによって導き出し，それに対する長期目標・短期目標を立て，その目標を達成するためのサービスを計画していきます．歯科についても，患者さんの解決すべき課題として捉え，サービスとして位置づけてもらう必要があり，そのために歯科からの情報提供が必要になります．

　歯科からケアマネジャーに情報提供を行うためには，サービス担当者会議への出席が基本となります（p.117参照）．また1月以内に複数回の居宅療養管理指導を算定する際には，1カ月分まとめて文章を送付するのではなく，毎回の診療ごとにファックスを送信することが必要です．

　また反対に，ケアマネジャーからの情報提供が必要な場面としては，生活状況の把握と，介護サービスのスケジュール調整が挙げられます．歯科が訪問診療で介入する場合には，それぞれの介護サービスに被らないように，訪問スケジュールを決める必要があり，ケアマネジャーからの情報提供は必須であると言えます．

Notebook

カンファレンスや会議などへの参加
～歯科衛生士としてできること

篠原弓月（口腔栄養サポートチーム　レインボー／歯科衛生士）

歯科衛生士が会議に参加する意味

　歯科衛生士が退院前カンファレンスやサービス担当者会議，ミールラウンドなど多職種との会議に参加する機会が増えてきました．これらは，関連職種と目標や支援方法，その目的などを共有しながら，在宅や施設の生活での患者さんの健康維持とQOLの向上，介護者の負担軽減を図れるように支援していくための重要な会議です．

　特に経口摂取に関する目標が多職種のチーム内で共有できていないと，各職種の指導に食い違いが生じてしまい，患者さんが食べる力を十分に発揮できないばかりか，ご家族の混乱を招きます．また，疾患の進行や加齢による変化，介護環境の変化があれば，その都度会議を重ね目標を見直し修正するいく必要があります．会議の案内が届いたら，なるべく参加するように仕事を調整しましょう．やむをえない理由で参加できないときは，「サービス担当者会議照会」用紙で情報を提供します．

　スムーズな連携のためには，お互いの専門性を尊重し，相手を批判するような言動は避け，「餅は餅屋に」の意識で，決して1人では抱え込まずに，わからないことをお互いに相談できるような関係を地道に築いていくことが必要です．

事前の準備

　参加前に歯科衛生士として「ほしい情報」と「伝えたい情報」を整理しておきます．患者さんにより個人差はありますが，一般的な例として歯科衛生士が知りたい情報，伝えたい情報としては，表の内容があげられます．

　歯科医師が参加できない場合は歯科医師からの指示で歯科衛生士のみで参加します．その際は事前に歯科医師からの情報を確認します．

臆することなく参加しましょう！

　はじめてサービス担当者会議に参加したとき，私も「何を話したらよいのだろう？」「全身状態のことなどわからなかったらどうしよう？」と不安でいっぱいでした．しかし，参加してみると，患者さんとご家族のよりよい生活のために在宅チームで情報や意見を共有し，さらによいサービスを提供していくために，顔を合わせ

第 5 章 歯科訪問診療をとりまく制度と他職種について知っておこう

歯科衛生士が知りたい情報	歯科衛生士が伝えたい情報
① 疾患について（必要に応じて主訴，既往歴，現病歴，現在の状況，進行性の疾患では予後予測，検査所見，感染症の有無，服薬情報など） ② ケア時の姿勢で注意が必要な点（座位保持や歩行能力） ③ 栄養状態（血液検査のデータ）や食事摂取量・栄養量・嗜好・体重の変化 ④ 摂食嚥下に関して（誤嚥性肺炎の既往，栄養摂取方法，食形態，食事にかかる時間，水分摂取量，とろみ剤の使用状況） ⑤ 日常の口腔ケアの様子（困っていることはないか？）	① 口腔衛生状態（残存歯，義歯，口腔粘膜やそのケア方法） ② 口腔機能（発語，咀嚼，むせの状況など） ③ 口腔内の状況（残存歯，残根，動揺歯，歯肉出血，咬合支持，義歯の使用状況，口内炎，口腔乾燥など） ④ 摂食嚥下に関して（嚥下訓練の内容，機能と食形態の適合性，とろみの濃度など）

表　カンファレンスで歯科衛生士が知りたい情報・伝えたい情報

　て話ができる大切な場であることがわかりました．
　会議において，歯科衛生士は，要介護高齢者が口から食べる機能を維持し，誤嚥性肺炎や低栄養を予防し安定した生活を送るために口腔ケアが重要であることを伝えます．他職種から口腔ケアの方法や拒否がある場合の対応，口腔乾燥への対応，入れ歯で噛みにくい食品（肉や繊維の野菜など）の摂り方など，歯科衛生士に助言を求められる場合もあります．その際は専門用語を避け，共通言語（わかりやすい言葉）を使います．
　また，他職種に確認しておきたいことがあれば要点をまとめて発言します．口腔のプロとしての自信をもって参加しましょう！

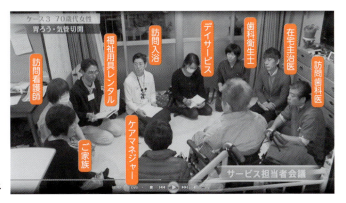

図　サービス担当者会議の様子

第6章 私たちの訪問ストーリー

本章では，訪問歯科衛生士と患者さん，ご家族，また多職種とのかかわりの"ストーリー"をご紹介します．

Story 1
訪問歯科衛生士の介入で口腔機能が向上したAさん

村西加寿美（医療法人セント・パウロ　光吉歯科医院／歯科衛生士）

Case
- Aさん．初回訪問時82歳，男性
- 妻と二人暮らし
- 要介護度4
- 既往歴：脳出血，脳梗塞，胃がん（胃を全摘），認知症

● 入院中に嚥下食に……

　Aさん82歳で，奥さまと2人暮らしです．既往歴は脳出血，脳梗塞，胃がんで，胃は全摘されていましたが術後は良好でした．しかし，その入院中に誤嚥性肺炎になり，食事は嚥下食（当時はミキサー食，図1）になり，肺炎が治ったところで退院の運びとなりました．

　退院時の食事は嚥下食のままで，主治医からの意見書には「食べ方に注意するように」とだけありました．管理栄養士からはミキサー食の作り方と通信販売の嚥下食の紹介があったとのことです．奥さまとケアマネジャーは在

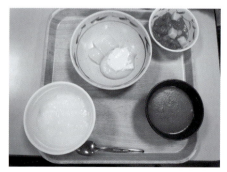

図1　ミキサー食

宅で嚥下評価を再度行い，食形態については検討しようと決めて帰宅されました．

　Aさんには認知症があり，感情の起伏が激しく指示が通らないことがありました．口腔ケアは拒否が強いため奥さまやケアワーカーだけでは対応できず，まったくできないことも度々ありました．

　立位はすこしとれますが歩行はできず，いつも車椅子に座って過ごされていました．しかし，長時間になると上体が傾斜し姿勢を正すことが難しい状態でした．ご自分から言葉を発することがほとんどなく，質問には「うん」などの短い言葉で返されていました．

● 初回訪問時の状態

　退院から数週間後，「食事が進まないので見てほしい」と当院に訪問の依頼がきました．ケアマネジャーからの依頼で，すぐに退院サマリー（入院患者さんの病歴や入院時の身体所見，検査所見，入院中に受けた医療内容についてまとめた記録）や基本情報をいただくことができました．

　初診訪問時，車椅子に座っていらっしゃいましたが，身体の傾斜が強い状態でした．姿勢を直そうとしても，とても嫌がられて身体が硬直するため，仕方なくその状態で拝見しました．傾斜と前屈が合わさったような姿勢でしたので，歯科医師は下からのぞき込むようにして口腔内診査をしました．上顎は総義歯，下顎は部分義歯をお使いでした．しかし，診査の途中で拒否が強くなり，口腔機能まで評価することができませんでした．口腔ケアがとても難しく，義歯が外せないこともあると言われていましたので，誤嚥性肺炎予防と口腔機能評価をすこしずつできるようにと歯科衛生士の訪問が始まりました．

● 献身的な奥さまの介護

　週に1度のペースでの訪問が始まりました．Aさんと奥さまとの信頼関係をまずは構築していかないとなりません．日常の話や歯科にかかわること（歯科の通院歴や関心など）を伺い，現在の体調や生活の様子などについても毎回すこしずつ聞き取ります．いままでのAさんの人生をすこしでも知り，支援に役立てたいと思いました．Aさん自身はお話されないので奥さまに伺いましたが，そこには長年お仕事をとおして二人三脚で地域に貢献してこられた姿がありました．献身的に身を粉にして働いてこられたお二人に敬意を感じ胸が熱くなりました．

　病気で倒れたご主人を長期間献身的に介護されている奥さまは，「腰が痛いのよ」「身体の動きが悪いのよ」と言いながらも，それが当たり前のように，ご主人のミキサー食を作られていました．普通食に戻ればこの作業はしなくて済むと考え徐々に食形態をステップアップしていけるよう，口腔ケアを続けました．

訪問時，Aさんは拒否のない日のほうが少なく，義歯を外すだけで時間がかかるときもありました．そのうち，奥さまが義歯を外せるときを見計らい義歯を外した状態で待ってくださるようになりました．

● 口腔ケアと口腔機能の評価

　　口腔ケアはいつも奥さまと協力して行います．口腔ケアを行いながら，口唇の力や咀嚼筋，舌の強さや動きを評価しました．拒否が強い状態で口腔機能の評価にご協力いただくことが難しいため，実際の動きを見ながら可能な範囲で行いました．咀嚼筋を含め，口腔周囲の筋肉は硬く，柔軟性に乏しい状態でしたが，舌は押し返す力が，十分ありました．

　　口腔内には歯垢の付着が多くありましたが，歯肉の炎症は軽度でした．出血も回を追うごとに少なくなっていきました．1カ月に1度は拒否が強く，サッと歯を磨くだけで終わる日もありましたが，ほかの日は口腔機能管理を実施することができました．しかし，時間は限られており，時間が長くなると機嫌が悪くなるので，すべて短時間で行うようにしました．特別にリハビリテーションを行ったわけではありませんが，短時間の間にできるだけ舌や口腔周囲の筋肉を広げたり動かしたり刺激を与えるようにしました．

● 普通食への移行

　　数カ月後には，Aさんは普通食が食べたいとおっしゃり，嚥下食を嫌がるようになりました．口腔機能もすこし向上しましたが，それは廃用が改善したためだと思われます．

　　退院から6カ月後，一口量に気をつけることや食材を食べやすいものにするという約束で普通食が開始されました．胃を全摘しているため，元々消化のよい食べものを勧められており，食べるのに困る食材はあまりありませんでした．このころからご自分でスプーンを持って自食されるようになり，奥さまにとっては自分と同じものを食べられるため調理の手間が減り，食事介助の時間がなくなったのでいっ

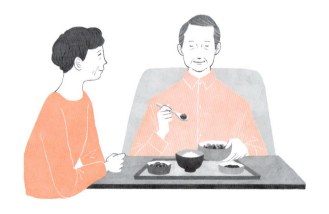

しょに食事を楽しむことができるようになったと喜ばれていました．

　ちょうどそのころ，サービス担当者会議があり，はじめてデイサービスの関係者にAさんの様子を聞くことができました．デイサービスでは食事も順調に食べられていること，口腔ケアができるようになったこと，毎回昼食後は義歯を洗っていると聞き，奥さまと喜びを分かち合いました．

　時期を同じくして動揺していた歯が折れ，修理やリベースを繰り返した義歯をお使いでしたのでこの機会に新しくしたいとご希望がありました．義歯を新製したことで清掃がしやすくなり，口腔内がすっきりしてきました．訪問時の口腔ケアでの拒否もほとんどなくなり，奥さまの手を借りなくても実施できるようになってきました．姿勢もよくなり，お顔を上げて微笑まれることも出てきました．

　しかし，その時期は1年も継続せず，心疾患で再入院となりました．そして，2カ月後の退院時にはまた拒否の強い状態に戻っていました．口腔内はほぼお変わりなく食事もできてらっしゃいますが，食事介助が必要な状態となりました．

● 患者さん，ご家族に寄り添った支援のために

　在宅生活はいつどんな状況に陥るかわかりません．その方が変わらなくても，環境が変われば自ずと身体や精神状態に変化が現れてくるように思います．病気になるのは仕方ないことですが，そのときにどんな環境になるかで在宅生活が左右されます．

　Aさんに対して，できる範囲内で口腔機能の評価や口腔衛生管理を行い，決して無理はしませんでした．それは，私が帰った後も続く日常をできるだけ穏やかにお二人で過ごしていただきたいと思ったからです．しかし，専門職として介入しているかぎりは結果を出すことも必要です．今回は口腔機能の向上につながりましたが，患者さんの状態によっては機能の維持が第一になることもありますし，多少拒否があっても肺炎予防などのために口腔清掃だけでも実施しないといけないこともあります．

　すべてはケースバイケースですが，大事なのは患者さんがどのような生活を望まれているのか，ご家族の希望はどうなのか，そこに歯科衛生士として何ができるかを考えて支援することです．そのためには，多職種連携はもちろん，歯科医師と目標を共有しさらに自分のスキルや知識を向上させ，経験を積んでいくことが大切です．誰でもはじめは緊張したり失敗したりします．しかし，人に対する敬意とていねいな対応があれば確実に階段を上がっていくことができます．

　患者さんやご家族や多職種の皆さんとのかかわりの中で成長していけるこの仕事に，そして志を同じくする歯科医師や歯科衛生士仲間がいることに感謝して，これからも訪問診療を続けていきたいと思います．

Story 2

歯科衛生士が訪問し生活を支える意識を，そして口腔機能を守る職種であることを気づかせてくれたDさん

篠原弓月（口腔栄養サポートチーム　レインボー／歯科衛生士）

Case
- Dさん．初回訪問時70代後半，女性
- 息子（就業中）と二人暮らし
- 要介護度4
- 既往歴：進行した関節リウマチ（室内の1人での歩行は困難，手指変形があり義歯の着脱や残存歯のケアが難しく介助が必要）
- 介護状態：週3回のデイサービス，それ以外の日はヘルパーがトイレ介助と食事の準備を行い，食事介助の訪問介護サービスを受けていた
- 口腔内の状態：7|7欠損で総義歯，7654|と|56欠損で部分床義歯

● 新義歯をつくったのに食べられない？

　Dさんは私が訪問を始めてまだ間もないころ，いまから14年前に担当させていただいた患者さんです．Dさんとの出会いは私に歯科衛生士として何をサポートするのか，何を大切にすべきかを気づかせてくださいました．

　最初の出会いは，歯科医師の訪問診療に同行したときです．「上顎の総義歯がゆるく，食事中に外れやすいので新しく作りたい」という主訴で，Dさんは仕事を休んだ息子さんといっしょにリビングの椅子でお待ちでした．印象採得や咬合採得，試適と治療は順調に進み，新義歯は完成しました．ところがDさんや息子さん，皆の期待に反し，新義歯は何回調整してもすぐに外れてしまうとの訴えが続き，次第に食事量が減ってしまいました．咬合調整やティッシュコンディショナーで内面を修正してもDさんの訴えは変わりません．なかなか改善がみられず，「次回からは歯科衛生士の篠原が口腔ケアで訪問しながら義歯の経過もみていきましょう」と，歯科医師から息子さんに話がありました．

　そのとき，息子さんはちょっと怪訝な顔をされました．というのも，歯科医師の治療が終了し，歯科衛生士が訪問するとなると，義歯はどうなるのでしょう？　まして当時は一般の方に「口腔ケア」という言葉も知られていなかったのです．それでも息子さんは鍵の保管場所やケアに使う用具の置き場所などを教えてくださり，月4回の介護保険の居宅療養管理指導での訪問がスタートしました．

● 歯科衛生士単独での訪問

　　当時の私は恥ずかしながら口腔機能や摂食嚥下に関しての知識がなく，「診療室に通えなくなった患者さんのお宅を歯科衛生士が訪問して，歯磨き指導や口腔清掃を行っていく」程度の認識しかありませんでした．

　　関節リウマチで思うように歯ブラシが把持できなくなっていたので，下顎残存歯のケアに関しては，いつも使用されていた歯ブラシの柄に梱包用のプチプチを巻き，輪ゴムで留めて握りやすい形状にしたもの（図2）で磨く練習をしました．上顎の総義歯はご自身で着脱できましたが，下顎の部分床義歯はクラスプに爪をかけることが困難なため，着脱と清掃の管理は息子さんにお願いしました．リビングのテーブルの上に口腔ケアセットも置いていただき，昼食後はできる範囲でうがいとセルフケアの継続を目指しました．

　　歯科医師からの指示で義歯の様子を訪問のたびにお訊ききしましたが毎回「外れてきてしまってよく噛めない」と憂鬱そうに語られました．食事の様子を確認するためにヘルパーの食事介助の時間に合わせて訪問したところ，軟らかい煮物でも噛みにくそうで食事の途中から疲労感がみられました．食事場面を観察し，食事に苦労している様子がわかりましたが，「軟らかめの食事」以外の解決策はみいだせないでいました．息子さん，歯科医師と，食事介助をするヘルパーと噛みやすく，食べやすい食事内容について相談しながら見守っていきました．息子さんは「食べないとますます弱ってしまう」と，無理にでも食べてもらおうと口に運ぶ食事介助になっていきました．ある日訪問した私にDさんは「食べないと息子が心配するけれど，食べるのが辛い」と涙目でおっしゃいました．

● 「あなたが来ると母がいきいきしている」

　　Dさんには口腔機能の維持を目標に口腔体操も行なっていました．日中は1人でつけっぱなしのTVをぼんやりと眺める生活で，発語が極端に少なかったDさんでしたが，ある日，壁に貼ってある習字のことをお聞きしたところ，近所のお子さんに習字を教えていたことがある，と話してくださいました．そのころから息子さん

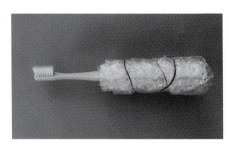

図2　握りやすくした歯ブラシ

の小さいころや故郷の思い出，亡くなったご主人のことなど，問いかけに対してすこしずつ発語が増えていきました．

　私が話す外回りをしながら見かけた花や，子どもの話も目を細めて聞いてくださいました．口腔体操の後，いっしょに季節の歌も歌いました．4カ月ほど経ったころ，「義歯の外れやすさをあまり感じなくなった」と話してくださいました．義歯が外れやすかった原因は，口腔機能の低下だったのです．上顎の総義歯を保持するための筋力の低下，そして義歯を口蓋に吸着させる唾液の分泌の減少が原因と考えられます．口腔機能をあまり使わない生活で口腔機能低下を起こしていたのが，口腔体操の継続や発語によって改善されていったのです．

　ある日の訪問時，いつもの場所に鍵がなく，「息子さん，今日の訪問を忘れてしまったかな」と思いながら呼び鈴を鳴らしてみたところ，仕事のはずの息子さんがドアを開けてくれました．息子さんは「あなたが来た日は帰宅すると母がいきいきしている．"訪問が楽しみだ"と言うので，どんなことをしてくれているのか見せてほしい」とおっしゃいました．

　いつものように口腔衛生のためのケアと，口腔機能を維持するためのケアを見ていただきました．私と話し歌うお母さまを見て，息子さんは驚かれました．「こんなによく喋る母を見るのは何年ぶりかだ」と——．そして，数日前に好物のさんまの塩焼きが食べられたことを息子さんが話してくれました．Dさんはさんまの産地で有名な宮城県気仙沼のご出身でした．故郷の懐かしい味を義歯の苦労なく食べられた喜びを共有させていただくことができました．食べられる物の制限が解消されたことで，次第に食事量が増え，すこしふっくらとされてきました．

　「また来週お邪魔しますね」——．いつものように訪問を終えたのですが，突然Dさんとのお別れの日が来ました．急性心不全を起こされ，帰らぬ人となったのです．担当患者さんの初めての死……．お元気になってきたところだったのに，とてもショックでしばらく受け入れることができませんでした．

● Dさんから学んだこと

　Dさんからたくさんの学びをいただきました．訪問歯科衛生士が行う口腔衛生管理，口腔衛生を保つだけでなく，口腔機能を高めながら生活を支え，食べる・話すことを通して，生きる喜びからQOLの向上にまでかかわれることを教えていただきました．当時はプリントに沿ってなんとなく行っていた口腔体操でしたが，その効果に私自身が驚き，口腔機能管理の奥深さも実感しました．そして，これ以来，人はいつ何が起こるかわからない，訪問でかかわらせていただく患者さんは，そのときにできる精いっぱいのケアをさせていただこう，と思うようになりました．

　後に，「棺に入ったときに義歯が入り，きれいな口元でいられてよかった」と息子

さんが話してくださいました．亡くなられた後まで感謝していただけたことは，私の訪問歯科衛生士としての励みとやりがいとなりました．

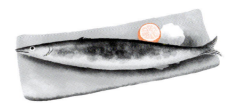

在宅訪問ヘルパーの協力により，口腔衛生状態が良好に保てるようになったKさん

川野麻子（口腔栄養サポートチーム　レインボー／歯科衛生士）

Case
- Kさん．初回訪問時81歳，女性
- 家族：娘，夫
- 要介護度5
- 既往歴：くも膜下出血，多発性脳梗塞，髄膜炎，帯状疱疹，誤嚥性肺炎
- 全身状態：寝たきり，胃ろう，在宅酸素吸入，意思疎通不可

● 穏やかなKさん一家

　Kさんは35年前にくも膜下出血を発症し，その後数回，多発性脳梗塞を発症．5年前までは普通食を食べ，簡単な会話は可能で車椅子での散歩を楽しみにされていました．

　しかしながら，帯状疱疹から髄膜炎を併発し入院，食事を摂ることができず，栄養不足のために経鼻経管栄養になりました．ご家族は「退院し自宅に戻れば，食事が摂れるだろう」と思っていましたが，退院後も口から食事を摂ることができず，楽しみのためにゼリーを召し上がる程度でした．その後，肺炎に罹患し，胃ろうを増設，徐々に口から食べることができなくなりました．寝たきりの状態で，発語もなくなり意思疎通困難な状態になりました

　Kさんはとても仲の良いご夫婦で，35年前に倒れて以来，ご主人が献身的に介護を行ってきました．ご主人の存在は大きく，妻・娘の生活の精神的な支えになり，Kさんは寝たきりではありましたが，安定した穏やかな日常を過ごしていました．

そんなときに大きな出来事が起こりました．大黒柱のご主人に末期の肺がんがみつかりました．すでに数か所に転移をしており，余命数カ月との診断が下ったのです．

そこから，Kさんとご家族を支えるために，ケアマネジャーを中心に在宅医療・介護チームが大きく動き出しました．

● **ご主人の療養～多職種連携へ**

それ以前にも訪問診療や介護サービスは入っており，訪問歯科は月1回，歯科医師が口腔のチェックと口腔周囲のマッサージに伺い，ご主人に口腔ケアの指導を行っていました．ご主人の口腔ケアのおかげで，Kさんの口腔内の環境は保たれていました．しかし，ご主人が介護の主体だったため，「多職種の連携」という意識は希薄でした．ケアマネジャーはご主人に，これからKさんへの介護は娘さんと介護スタッフに委ねて，ご自分の治療に専念してほしいと話をしたそうです．

サービス担当者会議が開かれ，これからのKさんへの介護サービス，ご主人の療養について，すべてを受け止めなければならない娘さんの身体的・精神的負担への配慮が話し合われました．

サービス担当者会議では，普段は穏やかなご主人も，大切な家族のこれからの生活と自分自身に突き付けられた現実に焦燥感が現れる発言もありましたが，いままで顔なじみだった「医療・介護在宅チーム」を信用してくださり，ご自身の治療に専念することとなりました．月1回だった訪問歯科診療は月4回，歯科衛生士による居宅療養管理指導での口腔ケアの介入に変更になり，Kさんの健やかな生活を口腔から守ることとなりました．

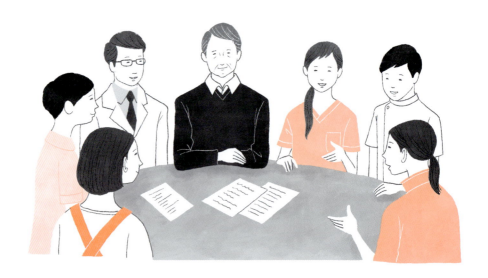

● ご家族の介護を支える

　ご主人が入院し治療を開始した後，それを察するかのようにKさんの体調は安定せず，微熱が続く日がありました．一気に両親の介護を担うことになった娘さんはとても忙しくなり，日常の口腔ケアに手が回らず，あっという間に口腔には乾燥した痰が厚く付着するようになりました．

　Kさんは弛緩性麻痺があり，舌も弛緩しているため肥大していて，舌側を清掃するには舌を排除しなければなりません（図3）．口が開いたまま寝ているかと思うと，口腔ケアのときにはぎゅっと唇を結んでしまい，開口が困難なため口腔ケアが非常に難しい方でした．「お母さん，こんな口にしてしまってごめんね．ごめんね」娘さんはうつむいて自分を責めてしまいました．

　週1回の歯科衛生士の口腔衛生管理だけでは，娘さんの精神的負担とKさんの健やかな生活に貢献することができず，ケアマネジャーを通し，ヘルパーに口腔ケアを依頼しようとした矢先にKさんは誤嚥性肺炎で入院してしまいました．自分の介護のせいと落ち込んでいる娘さんを見て，「母親の介護を在宅で継続することを決めた娘さんの覚悟を応援しなければならない」と，改めて多職種連携の支援の必要性を強く感じました．

　Kさんが退院し，ご主人が入院先より外泊する機会がありました．ほんのわずかなかけがえのない時間を親子3人で自宅で過ごされたのち，ご主人は病院に戻りご逝去されました．

● 誤嚥性肺炎での入院

　Kさんはレスパイト入院（介護者の事情により在宅介護が困難になった場合に短期間入院すること）を経て，自宅に戻られた直後に嘔吐され，再び誤嚥性肺炎で緊急入院となりました．退院後，サービス担当者会議が開かれました．主治医より「現在のKさんにとってもっとも大切なことは誤嚥性肺炎を防ぐこと」と話がありました．

　嘔吐から誤嚥性肺炎になったため，娘さんは「口腔ケアのときに嘔吐させてしまいそうで怖い」と不安を口にされました．そこで出席者全員に歯科衛生士の口腔ケアの仕方を見てもらい，口腔ケアの必要性を話しました．多職種との連携の大切さをわかっていながら，ごく短い期間でご主人のご逝去とKさんの入退院

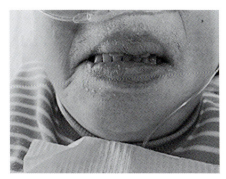

図3　Kさんのお口の状態

の繰り返しで対応に苦慮していたため，非常によい機会となりました．主治医の後押しもあり，日常の生活を支えるヘルパーたちの「私たちの仕事がKさんの命を支えている」という意識が大きくなっていったようでした．しかし，ヘルパーたちも自分たちの口腔ケアで嘔吐させてしまい，再度，誤嚥性肺炎になったらどうしよう……と不安があるのも感じました．

● **ヘルパーに口腔ケアの方法を伝える**

ヘルパーは数人でKさんを担当し，経験やスキルもさまざまです．まず，Kさんに対しての統一した口腔ケアの方法を示すことが大切だと考えました．

そこで，できるかぎり具体的に伝えることを意識したA4のポスターを作成しました（図4）．ポスターはKさんの枕元に貼っていただき，ヘルパーが口腔ケアを行うときに目に入るようにしました．また，ケアマネジャーとヘルパーの事業所にもお渡ししました．

ポスターを見るだけでは不安の払拭にはならないと考え，わからないこと，やりにくいこと，困ったことがあったらすぐに連絡してほしいと，ヘルパーの方たちに伝えました．また娘さんにも心配なことがあったら，いつでも話してほしいとお願いをしました．

娘さんはお母さんを支えるために懸命に口腔ケアをしていましたので，無理をしないことも伝えました．

Kさんは開口が難しく，嘔吐させない口腔ケアが必要でした．表面上はきれいに口腔ケアが行われ，以前のように乾燥した痰が厚く付着するようなことはなくなっていましたが，舌側・口蓋側にプラークと舌苔が残る状態でした．そこで，ヘルパーの事業所に心配事はないかと連絡をしたところ，サービス責任者より「実際にヘルパーたちのスキルが統一されているかどうか不安だ」との声がありました．そこでヘルパーが介入している時間に同席し，姿勢の整え方，口腔ケア手順やその意義，Kさんの口腔ケアのコツをお伝えしました．また，その場面を動画で撮影してもらい，同席できなかったヘルパーに共有してもらうようにお願いをしました．

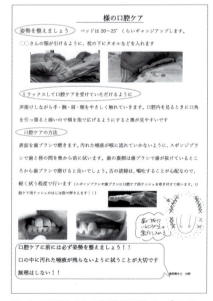

図4　口腔ケアの方法を示したポスター

● **訪問看護師へのアプローチ**

　　娘さんの献身的な介護とヘルパーの口腔ケアにより，日常的に口腔内が安定した状態になってきたところに，娘さんから相談を受けました．それは，「ヘルパーさんたちは全員が口腔ケアが統一されるようになってきたが，それを訪問看護師さんにも伝えてくれませんか？」というものでした．訪問看護師は全身的なケアのプロフェッショナルですが，口腔ケアに時間がかけられず，人によって手技に差異があるとのことでした．

　　そこで，訪問看護ステーションに連絡し，看護師の訪問時間に同席させてもらいました．訪問看護師は口腔ケアの重要性はもちろん熟知していますが，口腔ケアが困難なKさんに対応できていないことがありました．ベッドを20〜25°にギャッジアップし，枕の下にタオルを入れ，顎を引くようにすることで誤嚥をさせない姿勢を整えること，その際に少し足をギャッジアップすると姿勢が安定すること，開口困難の際に手から徐々に上腕・肩・頰に触っていく脱感作の方法を伝え，緊張をほぐすことの重要性を伝えました．また，Kさんには口腔内に開口のポイント（Kポイント）があったので，ポイントを軽く押すコツを説明しました．ヘルパーだけでなく，もっと早い段階から訪問看護師にもアプローチするべきだったと感じました．

● **口腔ケアのスキル統一の重要性**

　　Kさんは，その後，現在に至るまで誤嚥性肺炎になっていません．在宅チームによる口腔ケアで良好な口腔衛生状態が維持され，安定した毎日を過ごされています．娘さんも自信をもって介護をしています（図5）．

　　Kさんのお宅には毎日，ヘルパーや訪問看護師，歯科衛生士のいずれかが訪問しています．歯科衛生士が週1回，器質的・機能的口腔ケアを十分行うことは大切ですが，かかわるスタッフが一定のスキルで毎日口腔ケアを行うことは，QOLの維持に大きく貢献し，スタッフのやりがいにつながっていると感じています．

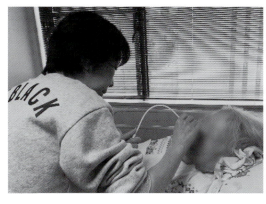

図5　娘さんによる介護の様子

Story 4

多職種と連携した食支援で経鼻経管栄養から経口摂取が可能となったTさん

尾上庸恵（口腔栄養サポートチーム　レインボー／歯科衛生士）

Case
- Tさん．初回訪問時85歳，女性
- 家族：娘
- 要介護度5
- 既往歴：認知症，肝臓がん（末期）

● 経鼻経管栄養の自己抜去を繰り返すTさん

　初めてお会いしたとき，Tさんは玄関からすぐの部屋にある介護ベッドに横になっていました．介護用のつなぎパジャマを着ています．微笑んでいるようにも見えましたが，目は少しうつろでした．ご挨拶をしながら入って行くと，にこやかな娘さんが出迎えてくださいました．

　Tさんは，経鼻経管栄養で栄養を摂取していますが，何度も自己抜去を繰り返しており，尿道カテーテルも引き抜いてしまうこともあるそうです．夜間に不穏になることも多く，にこやかな表情の裏に娘さんの介護疲れが見え隠れしています．肝臓がんで入院され，入院中にお食事が摂れなくなり，経鼻経管栄養になったそうです．

　「自分で抜いてしまうし……できることなら口から食べてほしいです」そんな思いから，在宅訪問医からの依頼により歯科医師とともに訪問歯科診療が開始されました．

● 口から食べるためのアプローチ

　Tさんは筋力低下も著しく，サルコペニアの懸念もありました．1⏌の動揺歯の抜歯後，口腔衛生を保つことに努め，リハビリテーションを行いながら経口摂取を目指していくことになりました．まずは，嚥下内視鏡検査による現状把握です．

　「嚥下反射のパワーが弱く，スピードも遅いね．お口のまわりの筋肉の動きも若干鈍いし，舌の巧緻性もあまりよくないかな．呼吸も浅いし，声も小さいな」

　歯科医師から食形態の指示，リハビリメニューの立案，安全な食事姿勢の提案などがなされました．

　まずは中間のとろみのお茶から経口摂取のチャレンジが始まりました（**表1**）．

表1　学会分類2013（とろみ）早見表

	段階1：薄いとろみ ［Ⅲ-3項］	段階2：中間のとろみ ［Ⅲ-2項］	段階3：濃いとろみ ［Ⅲ-4項］
英語表記	Mildly thick	Moderately thick	Extremely thick
性状の説明 （飲んだとき）	・「drink」するという表現が適切なとろみの程度 ・口に入れると口腔内に広がる液体の種類・味や温度によっては，とろみがついていることがあまり気にならない場合もある ・飲み込む際に大きな力を要しない ・ストローで容易に吸うことができる	・明らかにとろみがあることを感じ，かつ「drink」するという表現が適切なとろみの程度 ・口腔内での動態はゆっくりですぐには広がらない ・舌の上でまとめやすい ・ストローで吸うのは抵抗がある	・明らかにとろみがついていて，まとまりがよい ・送り込むのに力が必要 ・スプーンで「eat」するという表現が適切なとろみの程度 ・ストローで吸うことは困難
性状の説明 （見たとき）	・スプーンを傾けるとすっと流れ落ちる ・フォークの歯の間から素早く流れ落ちる ・カップを傾け，流れ出た後には，うっすらと跡が残る程度の付着	・スプーンを傾けるととろとろと流れる ・フォークの歯の間からゆっくりと流れ落ちる ・カップを傾け，流れ出た後には，全体にコーティングしたように付着	・スプーンを傾けても，形状がある程度保たれ，流れにくい ・フォークの歯の間から流れ出ない ・カップを傾けても流れ出ない（ゆっくりと塊となって落ちる）
粘度（mPa・s）［Ⅲ-5項］	50-150	150-300	300-500
LST値（mm）［Ⅲ-6項］	36-43	32-36	30-32

　ベッド上でお食事をしていただくので，背もたれはできるだけ90°にし，左右に倒れないようクッションなどで補正を行います．顎が上がらないように首の後ろにはバスタオルを挟み込みました．

　食事前のリハビリメニューとしては，胸郭を広げ深呼吸（シルベスタ法），首の回旋や左右に動かす体操，舌体操を行いました．

　歯科医師と同行するとき，単独で口腔ケアに伺うときなど，月4回の居宅療養管理指導での歯科訪問が始まりました．

　訪問時に心がけていたのは，できるだけ笑顔で明るく接し，楽しい時間を過ごしていただくことでした．幸い，協働していた歯科医師もとても気さくで親しみやすい方でしたので，訪問時は笑いが絶えない和やかな時間になっていました．とはいっても，順調なことばかりではありませんでした．

　夜間のせん妄がひどく，娘さんを悩ませることも度々ありましたが，薬剤性の嚥下障害の可能性も考えられるため，服薬調整などは内科と密な連携を取りながら慎重に行われました．介入していた訪問看護師も，積極的に端座位から立位のリハビリなどを行ってくださり，徐々にですが体幹を保持する力もみられるようになっていきました．

● サービス担当者会議

　ご自宅で行われたサービス担当者会議では，Tさんのベッドの周りに多職種が一

堂に会し，どうすればTさんやご家族のためになるだろかと積極的な意見交換がなされました．ケアマネジャーを中心に，それぞれの職種がTさんとのかかわりについて，現状，今後の展望，他職種に対しての要望などを話し合いました．

歯科からは，口腔ケアの注意点（出血しやすいので，軟らかめのブラシを用いてやさしく当てること，特に舌側が磨きにくいためしっかり磨くこと），口腔ケア時に行えるリハビリテーション（スポンジブラシを用いた口腔周囲筋のストレッチ・マッサージ，舌の抵抗運動）について説明しました．

またそれぞれの立場で，Tさんやご家族の療養生活を支援しているのだと，身の引き締まる思いとともにチームの一員であることに自覚が高まりました．

● 徐々に進む経口摂取

訪問すると，まずは，体調を確認し，雑談をしながらTさんやご家族のご様子を伺います．口腔ケアの後，リハビリメニューをこなしてから食事観察．経口摂取を再開してから，とろみのお茶，高カロリーゼリーとほぼ順調に進めることができましたが，体調があまりよくない場合や，嚥下状態が不良であるときには無理はしませんでした．

特に覚醒状態が不良なときは，経口摂取を中止するよう申し送りがされていました．また，歯科医師はつねに内科医と診療レポートを共有するなどして連絡を密に取り，検査値なども確認していました．そのため，ナトリウム量の低下がみられたときにはナトリウム量の多い嚥下食をとっていただくなどの食事指導も行い，経口摂取を進めていきました．嚥下状態をみる場合，検査値から患者さんの全身状態を把握したうえで，食事メニューの調整内容について内科医に伝えることも重要です．

Tさんは覚醒が取りにくく，傾眠傾向が続いたこともありました．原因は不明だったため，状況を見守りながら経過観察をするしかありませんでしたが，そんなときもできるだけ明るく，Tさんに声をかけながら，口腔清掃を行いました．また日内変動などで覚醒されている場合でも，ゼリーなどの咽頭流入速度が速いものは避け，注意深く経口摂取を行いました．

不思議なこともありました．とても喜ばしい出来事でもあるのですが，末期と言われていた癌の進行が見られなくなり，その不安から少し解放されたこと，白髪だった髪の毛が黒々と若々しくなったことなどです．そんなときは娘さんの笑顔も増え，私たちもとても幸せな気持ちになりました．

● 徐々に進む経口摂取

セルフケアもご本人が歯ブラシを持ち，一生懸命頑張っていました．不足しているところは娘さんにお手伝いをお願いしましたが，そんなときはどうしても気にな

るところを1カ所だけと決めていました．日々の介護負担は想像を超えるものがあります．

　これ以上の負担は増やしたくなかったので，口腔ケアに関してはヘルパーに協力していただきながら，こちらでできるかぎりフォローしていこうと思いました．

　毎日のサービスはではヘルパーと訪問看護師が入っていたので，端座位を保持をすることから始め，立位訓練，呼吸訓練，口腔機能訓練，嚥下訓練などを無理はせず，継続をすることを心がけて行っていきました．また，看護記録や，看護日誌にも目を通し，日々の変化に気づき，見逃すことのないように留意しました．

　そうしていくうち，食事は経口で摂取カロリーや栄養の必要量をおおむね摂ることができるようになっていきました．体重の変動もなくなり，体調もほぼ安定，娘さんと日々行うボール投げ，呼吸訓練（吹き戻し），口腔周囲筋トレーニング（頬をへこませ，ふくらませる），舌体操，発声などのリハビリテーションもルーティンワークとなりました．誤嚥性肺炎を起こして入院することなく，月日が過ぎていきました．ケアマネジャーもたびたび時間を合わせて来てくださったので，疑問点なども話し合うことができました．

● Tさんから学んだこと

　Tさんとかかわらせていただいたのは，2年あまりでしたが本当にさまざまなことを学ばせていただきました．調子がよいときはともに笑顔になり，調子が悪いときも様子をみながらお話をし，はげまし……．ご本人，ご家族に寄り添い，何を求めているのかを考え，押しつけや，無理強いはしてはならないと心がけていました．思うようにリハビリの成果がでないときや摂食状況が一進一退のこともあり，何がいけないんだろう，もっとこうなればいいのに，と思い悩むこともありましたが，そんななかでもともに考えてくれる歯科医師や同じ思いをもって協働してくださっている多職種の皆さんに励まされました．

　思いどおりに進まないときも状況を受け入れ，そのときできる最善を尽くす．それは，私がTさんやそのご家族とかかわるなかで，学ばせていただいたことです．

　歯科の世界から飛び出し，さまざまな多職種の方々とかかわることで，多様な考えや立場があること，そしてお互いを尊重しつつ目標をもち協働することでよい結果を生み出すことができると実感しました．これらの経験が私の人としての成長を促し，人生を豊かにしてくれているのだと感じています．

　Tさんのお宅に私が担当として伺う最終日，なかなかお別れを言い出せず，言葉にしたとたん涙が溢れました．最後は握手をしてさようならを言えましたが，いまもなおTさんの可愛らしい笑顔がすこしでもTさんらしく長く続いてくれていたらいいなと願ってやみません．

これからも訪問歯科衛生士を続けていくなかでは，たくさんの出会いと別れがあり，歓迎されないことだってきっとあるでしょう．それでも私は私らしく，すこしでも"出会えてよかった"と思っていただけるよう，しっかりと学びを続け，誠実に心を込めて活動していきたいと思っています．

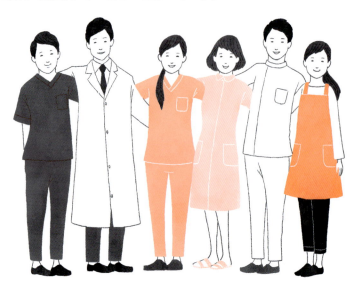

Story 5

Eさんとご家族に寄り添い，口腔ケアを通じて看取りまでかかわらせていただいたEさん

篠原弓月（口腔栄養サポートチーム　レインボー／歯科衛生士）

Case
- Eさん．初回訪問時80代後半，男性
- 家族：妻，娘
- 要介護度5
- 既往歴：尿路感染で入院した際に神経難病（パーキンソン症候群）の診断を受ける．難病の検査や入院中の誤嚥性肺炎後の嚥下検査，訓練を受け約2カ月後に退院し在宅療養生活がスタートした

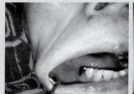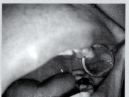

口腔内の状態：7⎿6⎿，⎿6 7 欠損

第6章 私たちの訪問ストーリー

● **入院先から在宅チームへの引き継ぎ**

　　　　Eさんは80代の男性．尿路感染の治療中に誤嚥性肺炎を起こして禁食となり，抗菌薬による治療とパーキンソン症候群の薬の調整が行われました．その後，経鼻経管栄養を行いながらVEによる嚥下評価，嚥下の間接訓練と直接訓練が継続され，ゼリーからペースト食，そしてムース食となった状態で退院となりました．食事の姿勢やとろみの濃度，食べる前の口腔ケアや自宅で続ける嚥下訓練方法などについては，退院時に摂食嚥下認定看護師から家族に説明があり，在宅チームには「看護サマリー」での情報提供がありました．

　　　　退院後，訪問主治医から，ケアマネジャーに義歯の使用再開のための調整と口腔ケア・嚥下訓練を訪問歯科にお願いしたい旨の依頼がありました．Eさんが何十年間も通院していた近所のかかりつけ歯科は訪問診療を行っていなかったのですが，通院が不可能となってしまった事情を伝えたところ，訪問してくださることになりました．私は新たにその歯科医院と非常勤勤務の契約を交わし，歯科衛生士の訪問もスタートとなりました．看護サマリーにあった嚥下内視鏡検査の結果，食事前から唾液の貯留があり，食事中の咽頭残留物をゼリーなどで交互嚥下（固形物を食べたあとに，ゼリーやお茶などの流動物を飲む方法）する必要があることを在宅チームが引き継ぎました．

● **再入院，そしてカラオケでのリハビリテーション**

　　　　歯科医師と初回訪問をした際，月4回の訪問のご指示をいただきました．歯科衛生士の訪問では，誤嚥性肺炎の再発予防のために，①口腔衛生状態を良好に保てるようにする，②喀出力を高める訓練で咽頭残留を減らす，③口腔機能維持と廃用予防のために口腔体操や発語を促す，の3点を目標とすることを歯科医師と決めました．訪問診療で上下顎部分床義歯の調整が行われ，義歯の使用により入院前と同じように臼歯部の咬合支持が回復したことで咀嚼訓練を開始しました．咀嚼機能が高まり，ムース食からやわらかめの食事に食形態を変更できました．また，咽頭残留

表2　看護サマリーに記載されていた摂食嚥下についての情報

- 食事はベッドリクライニング60度で頭頸部前屈姿勢で安定させる
- 嚥下内視鏡検査時に義歯がなく食塊形成は不十分で丸飲み状態
- 喉頭蓋谷に貯留多数認めるも明らかな誤嚥はない
- 水分はとろみ剤1～1.5%必要
- 指示による咳嗽は可能
- 喉頭蓋谷の貯留はゼリーでの交互嚥下でクリアにする
- 退院後はとろみを付けた水分・ムース食
- 食事前の口腔ケアと食後の吸引は必須
- 呼吸機能や口腔機能を高めるために巻き笛や口腔体操を行う

が減り頸部聴診音もクリアになっていきました．

　妻と長女が交代で献身的に介護にあたっていましたが，手に力が入りにくくなり巧緻性が低下してきて歯磨きが難しくなってきたことから，介助磨きを長女に指導しました（図6）．

　しかしながら，介入3カ月目に尿路感染で再入院となってしまいました．1カ月後に退院されて久しぶりに訪問すると，痰の喀出力が低下し，咽頭に唾液貯留が確認され，1回目の退院時よりも口腔機能が低下した状態になっていました．口腔体操のほかに，ゆっくり深呼吸を行うこと，痰の喀出をよくするための訓練をしました（図7）．「声が出しにくくなった」との訴えがあり，もともと歌がお好きというEさんと，歯科医師会のカラオケ部だという訪問歯科医といっしょに，スマートフォンのカラオケアプリを使い，演歌や歌謡曲を歌いました．「○○先生とカラオケが歌えるなんて，本当に嬉しいよ」と，月1回の歯科医師との同行訪問時は3人で歌うことをとても楽しみにしてくださいました（図8）．

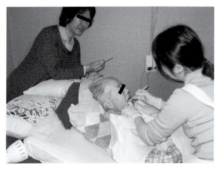

図6　長女への介助磨きの指導

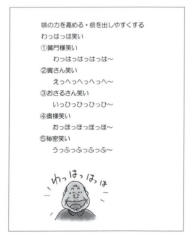

図7　咳の力，痰の喀出をよくするためのトレーニング

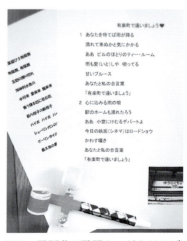

図8　歌謡曲の歌詞カードとリハビリ用の吹きもどし

● 食べられなくなっていくEさん

しかしながら，病気の進行は予想以上に早く，喀出力の低下から頻回に痰の吸引が必要になり，嚥下機能も低下していきました．食事中のむせが増え，食事を中断せねばならず食事量が減少，体力と筋力の低下が感じられるようになりました．入院中から「胃瘻は絶対にしたくない」というご本人の意思を尊重し，ご家族と在宅チームで看取りに向けての支援体制となりました．

食べられなくなっていく過程をみていくご家族の悩みや苦しみはたいへん辛いものです．「食べないとどんどん弱ってしまう．死んでしまう」と焦りもあり，覚醒がしっかりできていなくても食事介助をしてしまう，なかなか食が進まないときには叱咤激励の言葉が荒くなってしまうこともありました．嚥下しやすく喉に残留しにくいよう，とろみの濃度を調整し，市販の介護食も利用しました．歯科医師に毎回，訪問の様子を報告し，相談しながら，食べることがご本人にとって苦しくならぬよう，できるだけ安全にお好きな味を楽しんでいただくことを最優先としていくサポートを続けました．また，訪問したときにはご家族の不安を受け止め，寄り添うよう意識しました．

訪問時には，姿勢や血中酸素濃度，脈拍や呼吸数，血圧の変動など注意深く観察しながら口腔ケアを行っていきました．口腔体操は，口腔内や口腔周囲，唾液腺のマッサージに切り替え，リラクセーションも兼ねたマッサージをご家族にも指導しました．

次第に眠っている時間が長くなり，覚醒できたときにご本人が望まれればとろみのついた水分や果汁，ゼリーなどを少量口にされるだけになりました．最期のときが近づいてくると，口腔乾燥が強くなり，口腔内は乾燥した痰汚れや痂疲が増え，口臭が強くなりますが，状況に応じた保湿ケアを指導し，日々熱心に口腔ケアに取り組んでくださる長女のお陰で口腔乾燥はひどくならず，特有の口臭もなく過ごされていました．

● お誕生日をご家族で祝う

ある日，主治医から「残された時間が日の単位になった」と聞かされました．あと1週間でお誕生日を迎えるタイミングでした．「お誕生日を迎えられるだろうか……」と誰もが考えていました．以前，奥さまのお誕生日に「お祝いのお酒を飲ませてあげてもいいですか」と主治医に相談したところ，「とろみをつけたすこしの量なら」とOKをもらえたので，とろみ付きワインでお祝いをしたというエピソードがありました．今回も主治医に確認し，「お誕生日はお好きな焼酎にとろみをつけてお祝いしよう」となりました．

そのころは寝ている間にすこし目を開け，奥さまや娘さんの顔を見ると，また安

心したように目を閉じるEさんが印象的でした．誕生日を越せないかもしれない……と長女やお孫さんが集まり，お誕生日前夜祭を行うことになり，とろみを付けた焼酎をスプーンにすこし口に含んでいただけたそうです（図9）．その翌日のお誕生日当日も，翌日のお誕生日後夜祭もとろみ付き焼酎でお祝いできたと話してくださいました．お元気なころは家族大勢揃ってお酒を楽しく飲み，歌うのが大好きだったそうで，このお誕生日の3晩にわたるお祝いは長女の提案でした．そしてその2日後に，とても穏やかな表情で天国に召されました．

ご逝去後，長女から「訪問の皆さんのおかげで，家で最期まで父らしい生活を送ることができました．20年くらい前におばあちゃん（患者さんの母）を家で看取ったけれど，最後の時は口臭がとてもきつくなり，でもどうしたらよいのかわからず何もできなくて可哀そうだった．父には口腔ケアを指導してもらえ，口臭がなくきれいな口で棺に入ってもらえた．いまは介護をやり切った，と胸を張って言えます」と話してくださいました．食支援から看取りまで，歯科が介入することの意義や口腔の緩和ケアの重要性，そして看取り後のご家族の介護の達成感にまでかかわることができ，たくさんのことをEさんから学ばせていただきました．

● **大切な仲間からの最期のメッセージ**

食べられなくなっていく過程において患者さんとご家族の想いの板挟みになることは，訪問歯科衛生士が直面する，避けては通れない大きな難問です．訪問や看取りの経験を重ねたいまでも，どれ1つとして同じ状況はなく，悩みは尽きません．

昨年，大切な仕事仲間を癌での闘病の末亡くしました．亡くなる2カ月前まで在宅訪問の仕事を続けていましたが，次第に食べられなくなっていきました．周囲はすこしでも栄養を摂れるようにと，高カロリーの栄養補助食品を渡したりしていました．

緩和病棟に入院してから，何度かゆっくり彼女と話をする時間がもてました．亡くなる3日前，「食べられなくなってからは正直，食支援にかかわってきた私でも"食べること"はもうどうでもよくなった．日々生きることで精いっぱい．ご本人の気持ちを一番にわかってあげられる支援者でいてくださいね」と話してくれました．長年悩んでいた私にはすっと腑に落ちる言葉でした．彼女は最期に食支援者への大切なメッセージを伝える役割を私に託してくれたのだと思います．

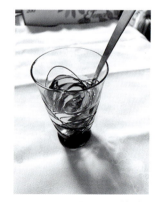

図9 とろみをつけた焼酎

看取りに向けたケア

篠原弓月（口腔栄養サポートチーム　レインボー／歯科衛生士）

口腔の緩和ケア

　看取りの時期が近くなると，食事や発語といった口腔が機能する機会が減ることで唾液分泌量はさらに減少し，口呼吸のために口腔乾燥が顕著になります．口腔内は痂疲や痰の付着による汚染が目立ち，出血しやすく，口臭が強くなります．口腔乾燥や出血，口臭は不快感や精神的苦痛につながり，介護している家族や介護職にとっても辛いものです．歯科衛生士として，誤嚥に注意しながら口腔内の細菌を取り除いて保清と保湿で不快感や苦痛を軽減します．「口腔の緩和ケア」の時期です．

　口腔乾燥が強いと，言葉が出にくくなって反応がなく，弱っているようにみえてしまいます．スポンジブラシで口を湿らせ，お好みの口腔保湿剤（図1）を使用しながらマッサージをすると声が出せるようになることがあります．経口摂取は患者さんご本人の希望に沿い，可能な範囲で続けます．嚥下が困難となっても口腔清掃後にお好きな味の飲み物（コーヒー，絞った果汁など）を新しいスポンジブラシに浸して舌を湿らせて味や香りを感じていただくことができます．

　身体機能が低下してくると，次第に傾眠傾向になります．唾液がうまく嚥下できなくなるため，咽頭部に唾液や痰が貯留し，「ゴロゴロ」しますが，自然な経過です．痰の吸引が頻回すぎると出血や苦痛につながります．吸引は医師や看護師の指示に従います（図2）．

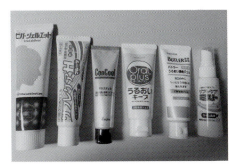

図1　口腔保湿剤は香りや味（甘い味・無味など）をお好みで選ぶとよい

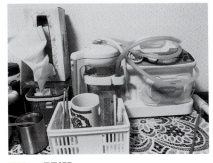

図2　吸引器

最期のときまで，きれいな口で

　訪問する私たち歯科衛生士は，最期のときを迎えるまで，心を込めてていねいなケアをさせていただきます．音や声は最期のときまで聞こえているといわれます．口腔内や口腔周囲のマッサージだけでなく，手を握る・さするなどやさしく声掛けをしながら行います．

　また，口腔清掃は最期までご家族ができるケアの１つです．ご逝去後に「口のケアを続けてきたことで，きれいな口で看取りを迎えることができた」とご家族から感謝されることがよくあります．それが介護を終えたご家族の達成感やグリーフケアにもつながるそうです．口腔ケアの奥深さを私もご家族の言葉から学ばせていただきました．

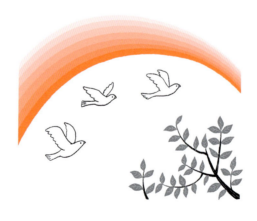

はじめての歯科訪問診療 Q&A

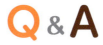

回答者 篠原弓月・尾上庸恵・川野麻子（口腔栄養サポートチーム　レインボー／歯科衛生士），
山下ゆかり（ちとせデンタルクリニック／歯科衛生士），
村西加寿美（医療法人セント・パウロ　光吉歯科医院／歯科衛生士）

本章では，歯科訪問診療に携わるうえで皆さんが不安に思っていること，知りたいと思っていることをQ&A形式でまとめました．

● 知識・経験への不安

Q　全身疾患に対する知識が乏しいのですが大丈夫でしょうか？

　訪問診療を始めるにあたり，ハードルを高くしている理由の1つが，全身疾患に関する知識が備わっていないことに対する不安ではないでしょうか？
　本書の第3章を参照し，基本的なバイタルサインや確認すべき全身状態についての知識は入れておきましょう．「要介護者の介護が必要となる主な原因」は脳血管疾患が17.2%と一番多く，次いで認知症16.4%，高齢による衰弱13.9%，関節疾患10.9%となっています（図1）．この疾病をおもちの方を訪問する確率は高いので，疾患の知識を深めておきましょう．実際の訪問ではパーキンソン病などの神経難病の方も多くみられます．また，複数の疾患に罹患している方もいらっしゃるため，訪問前に医科からの情報から疾患や既往歴・内服薬を確認し，不明点はその都度調べる習慣をつけましょう．

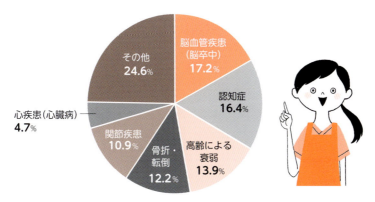

図1　65歳以上の要介護者の介護が必要となったおもな原因
（厚生労働省：国民生活基礎調査　2013年）

その際のポイントとして疾患の進行や薬の副作用により摂食嚥下機能に影響がでるのか，また，顎骨壊死のリスクが指摘されている骨粗しょう症治療薬や観血処置にリスクのある抗凝固剤などの内服を確認することです．また，口腔乾燥や味覚異常があれば薬の副作用も調べます．

歯科衛生士養成校が2年制，3年制，大学と変遷を遂げ，学生時代にどこまで学んだかは人によってさまざまです．しかし，焦ることはありません．勉強し知識を備えてから訪問を始めなくても，いまはインターネットなどからも簡単に情報が得られ文献を検索することができますので，調べる習慣をつけていけばよいと思います．大切なのは目の前の患者さんのために歯科衛生士として何ができるか，そのために自分には何の知識が足りないかを知ることです．それらを踏まえ，知識を深め，スキルを高めようとする想いと姿勢が大切だと考えます．そして，担当歯科医師とよく相談し，指示を受けることも必要です．

(篠原)

摂食嚥下に関する知識がありませんが，訪問に出られますか？

必ずしも摂食嚥下に関する知識が十分になくても，歯科衛生士として「患者さんのQOLの向上に貢献するには何をすればよいか」を考えることができれば，歯科訪問診療に出ることができます．居宅や高齢者施設で，セルフケアができずに劣悪な口腔環境で困っている患者さんは大勢います．診療室で培ってきた歯科衛生士としてのスキルは訪問診療でも必ず役に立ちます．

しかしながら，「口」と「食べること」は切り離すことができません．高齢者では低栄養から筋力低下・口腔機能低下に陥っている状況が多く見られます．また，複数の疾患に罹患し，多くの薬を飲んでおり，口腔内や嚥下機能に影響を与えている場合があります．

高齢者の口腔の特徴や疾患・薬の知識を深め，摂食嚥下について勉強することで，専門職としてさらに患者さんやご家族の生活に寄り添うことができます．徐々に知識を増やして，訪問歯科衛生士としてスキルアップしていきましょう！

(川野)

休職中でブランクがあります．訪問診療にかかわってみたいと思いますができるでしょうか？

まずは，"かかわってみたい！"という気持ちが大切です．

歯科訪問診療は，診療室で携わってきた診療とは大きな違いがあります．基本的な歯科の知識だけでなく，全身症状や介護保険制度などの知識が必要ですし，同時に患者さんやご家族に寄り添う気持ちが大切です．

しかしながら，しばらく歯科診療から離れていたとしても，その期間のさまざまな経験を活かすことができるのも訪問診療の現場です．訪問診療は，その方の生活にまでかかわります．そのため，育児や介護，仕事などで培ってきた人生経験が活きてくるのです．

大変な部分もありますが，誰かのためになりたい，笑顔になってほしいという思いで接すると，必ず患者さんのお役に立つことができ，自分自身もやりがいや学びを多く得られます．笑顔，元気な挨拶，前向きな気持ち，学ぶ意欲，自分にできることをていねいに責任をもって行うこと．この基本さえあれば，訪問歯科衛生士のスタートラインに立てるはずです．さらにすこしずつ経験を重ね学びつづけていくことにより，訪問歯科衛生士とし

て独り立ちしていくことができるでしょう．

　訪問診療は人として成長していけるすばらしい現場です．ぜひ，いっしょに頑張っていきましょう！
(尾上)

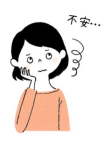

Q 他の職種の方々とうまく連携ができるか不安です．会議などで発言することに気後れしてしまいそうです．

　まずは他職種の仕事内容を理解することが重要です（p.113〜参照）．職種が異なれば1人の患者さんをみる視点はまったく違います．しかしながら，どの職種にとっても一番大事なことは「患者さんが望む生活を維持するためにはどのようにするのが一番よいのか」という目標を共有することです．

　サービス担当者会議などの席上では歯科として何が問題で，どうするのがよいのか，その根拠をしっかり提示しながら他職種にも伝わるように説明することが大切です．私の場合は，簡潔にポイントを伝えることを心がけています．そして，多職種連携では情報共有と役割分担が重要ですから，皆ができることは何か・歯科ができることは何かに分けて提示するとよいように思います．おいしく味わい好きなものを食べて元気にお過ごしいただくことは他職種にとっても共通の目標の1つです．
(山下)

Q 歯科訪問診療を始めたばかりです．スキルアップのためにどのようなことを学べばよいでしょうか？

　社会のニーズの高まりとともに，口腔衛生管理の方法だけではなく，栄養や介護食，摂食嚥下障害，認知症への対応，多職種連携など，訪問診療に必要な知識を書籍や研修会，e-Learningなどで学べる機会が増えました．日本歯科衛生士会に入会するとさまざまな研修会や認定制度があります．また，日本摂食嚥下リハビリテーション学会では，会員対象のe-Learningで自宅にいながら摂食嚥下リハビリテーションについて学ぶことが可能です．そのほか，各学会や歯科衛生士会などが行う研修会や口腔ケア用品等を扱うメーカーが主催する実習つきのセミナーなどもあります．消防庁で開催される救命講習では心肺蘇生，AEDの使用方法，異物除去の方法などを学べるためお勧めです．

　初学者にお勧めの書籍はp.105「Notebook」をご参照ください．
(篠原)

● 患者さん・介護者への対応への不安

Q 患者さんやご家族とうまく意思疎通がはかれるか不安です

まずは相手の話をよく聞きましょう．誠実な態度でじっくりとお話を聞く姿勢で向き合えば，必ず気持ちは通じます．コミュニケーションに時間がかかることがあるかもしれませんが，焦らず，慌てず，相手のペースに合わせることが必要です． (尾上)

Q ご家族が応急処置しか望まれません．口腔健康管理の必要性をどのように理解していただいたらよいでしょうか？

こちらの考えを一方的に押し付けるのではなく，相手が必要としていることや相手の思いをまずはしっかりと受け止めましょう．そこからすこしずつ，口腔内の状態や口腔機能の現状，先を見据えた口腔健康管理の必要性を歯科医師や歯科衛生士から説明し，徐々に理解していただけるよう導いていけるとよいと思います．

なかなか受け入れていただけなくても焦ることはありません．いまできることをしっかりと行い，時期を待つことも重要です．患者さん，介護している方の気持ちをきちんと汲み取って，歯科としてできることと患者さんの希望をすり合わせしていってもよいでしょう．

とかく医療職は正論を述べてしまいがちですが，相手の生活や事情（時間的・経済的な面も含む）を考慮して，地道に信頼関係を築いていきましょう． (尾上)

Q おもてなしのお茶やお菓子が出た場合どうしたらいいでしょうか？

所属している医院内で見解を一致しておくとよいと思います．基本的にはお断りしますが，相手の好意でもありますので，時間が許されるのであれば患者さんやご家族の方といっしょにときどきはいただくこともあります．ただし，毎回になってしまうと相手の負担になるので注意が必要です．患者さんとの関係ができていれば，お互いに負担にならない方法がみつかりますので，臨機応変に対応しましょう．お茶をいただくときに，患者さんの咀嚼や嚥下の状態もさりげなく確認ができます．

ときどきお金を包まれる方もいらっしゃいますが，お金に関しては「受け取れません」とお断りします．施設への訪問時にお菓子などをいただいた場合は，いただいたものを事務所にお返しする場合もありますので，必ず事務所に声がけします．

一律な対応ではなく，その方の性格やご家族様の思いも考慮して判断するとよいのではないでしょうか． (山下)

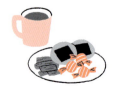

Q 認知症の患者さん（拒否の強い方）への対応ではどのようなことに気をつければいいですか？[1,2]

認知症の特徴を知り，患者さんの性格やそのときの状況，生活環境などを加味して対応するようにします．しかし，こちらが構えて緊張してしまうと，患者さんにも緊張が伝わり，うまくいかないことがあります．どの患者さんにも人格があり，敬意をもって接することが何よりも大事だと思います．

口腔ケアを実施するとき，または治療の前には必ず挨拶から始め，今日行うことを説明しましょう．拒否がある場合は，なぜ拒否があるのか，どのタイミングで拒否が起こったのかを考えましょう．最初から拒否がある場合は，それまでの生活状況や近況をご家族に聞きましょう．途中から拒否がでた場合は，きっかけが何だったのかを考えます．嫌なことや不安なことが原因であれば，それを取り除く努力をし，再度チャレンジしましょう．それでも難しい場合は，無理強いはせず，時間を変えたり日を改めたりして対応しましょう．

(村西)

● 処置やケアについての疑問

Q うがいが難しくむせてしまう方がいます．気をつけるべきことはありますか？

患者さんがしっかり目を覚ましているか確認することと，うがい時の姿勢に注意が必要です

❶ 覚醒
しっかりと目が覚めていて，「うがいをする」認識があるかどうかが重要です．

❷ 姿勢
コップの中の水の量が少ない場合，うがいをすると顎が上がる姿勢になります．この姿勢は誤嚥をしやすく，むせの原因になります（図2）．コップの8割程度に水を入れて患者さんの後頭部を軽く支え，うがい時に顎が上がらないように介助します．

それでもむせがある場合やつねに喉がゴロゴロしている場合，力強い咳払いができない場合は無理にうがいをする必要はありません．

うがいができない場合は，口腔ケアを行った際に汚れた唾液をスポンジブラシや口腔ケア用ティッシュで拭いましょう．ケアにより汚染された唾液はしっかり回収することが誤嚥性肺炎のリスクを下げることにもつながります．

(川野)

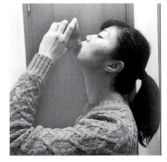

図2 コップの中の水の量が少ないと顎が上がり，誤嚥しやすい姿勢となる

口腔ケアの際,全身の状態に関してはどのようなことに気をつけたらよいでしょうか？

　まずは普段との違いを顔色,声,姿勢などから確認し,前回の訪問時からお変わりがないかを口頭で確認します．バイタルサインの確認はもちろんのこと,介護者からの情報にも耳を傾けます．独居の場合は連携している他職種が記載している書類に目を通します．

　口腔ケアを行う際は,体勢の保持力や言葉の反応,舌の動き,うがいの仕方,汚れの付着状態や口腔乾燥など,口腔内の状態にいつもと変化がないか十分に観察しましょう．特に舌の状態の変化はわかりやすいです．

　すこしでも異変があれば,介護者やケアマネジャーに情報を伝えることが大切です．「何か変だ」と気づき,脳卒中や心不全の早期発見につながったことも経験しています．口だけではなく全身的な視点で患者さんを観察することがとても重要だと考えています．

（山下）

 介助磨きの必要性を周囲が理解していない場合,どのように指導したらよいのでしょうか？

　要介護高齢者では疾患や加齢による手や指の巧緻性の衰えや唾液の性状・量の変化などにより口腔内の環境を維持することが難しくなることがあります．また,認知症や脳血管疾患による麻痺などがある場合は,ご本人が口腔内の食渣や違和感を認識できない場合もあります．このような場合は,介助者に以下の点を説明し,介助磨きをお願いする必要があります．

①なぜご自身で口腔清掃ができないか
②口腔ケアを行うことの意義
（誤嚥の予防,口腔機能を高め低栄養を防ぐ,誤嚥性肺炎をはじめとする感染症やほかの疾病の予防や治療に貢献する）
③口の重要性
（呼吸・会話・食事・表情をつくるなどの日常生活に不可欠な器官であり,これらの機能を保つことは生活の質を維持していくために重要である）

　介護者が無理なく口腔ケアができるよう,その方に合った口腔ケアの方法・口腔ケアグッズをお伝えすることは,歯科衛生士と介護者との間に信頼関係を築くうえでも大切です．

（川野）

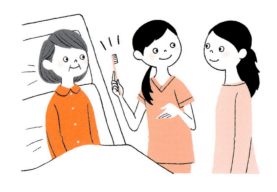

● 緊急時対応・危機管理

Q 1人で訪問中に患者さんの体調に変化があったらどうしよう，と心配になります．[3,4]

訪問中，特に独居の患者さんを訪問する場合は，急変時に患者さんと自分だけということもあり得ます．心配になるのは当然ですが，きちんと備えていれば単独での訪問ができるようになると思います．大事なのは医療事故を起こさないこと，不慮の事故や急変が起こった場合の対応方法について歯科医師と相談して決めておくことです．

訪問診療では，診療室での臨床以上に，危機を予知するための情報収集や多職種連携が必要です．患者さんの状況を把握することと，訪問時のバイタルチェックは必須です．体調が悪そうだと判断したら，無理はしないでおきましょう．その場で自分で判断しかねるときは歯科医師に相談しましょう．事前に緊急連絡先を確認し，ご家族にも納得いただいてから単独訪問を始めることをお勧めします．

ただし，ご家族の方に訪問時間に家にいていただくことが原則です．この点については，ご家族，ケアマネジャーに最初に確認しましょう． (山下)

Q 一人暮らしの男性の自宅を1人で訪問するのは怖い気がします……．

問題行動がある患者さんに対しては，医院内できちんと情報共有し対応を検討しておくとよいと思います．すこしでも危ない気配があれば，1人で行かず男性の歯科医師といっしょに訪問するなど配慮してもらうようにしましょう．特に認知症の方では，不安になったりびっくりしたりすると拒否したいがためにすこし暴力的になる方もおられます．問題が実際に起こった場合は1人では悩まず，必ず歯科医師に報告したうえで，場合によってはケアマネジャーや介護者にも伝えるなどの対応も必要でしょう．

予防策としては，鍵はかけない，出口は塞がない，携帯電話を持参し，終わるたびに「○○さま，いま終了しましたのでこれから部屋を出ます」などと報告するなど，日常的にスタッフとの連絡を密にとることなどが考えられます． (山下)

Q 歯科衛生士が加入できる賠償保険はありますか？

勤務先の歯科医院が加入している賠償責任保険で負担することが通常ですが，歯科衛生士個人に賠償を求められる場合に対処できる保険として，日本歯科衛生士会の会員が加入できる「歯科衛生士賠償責任保険」があります．歯科衛生士法の規定業務内において，生命・身体を害す，人格権侵害，財物の損壊，針刺し事故等の感染症危険補償などが補償内容になります．

〈取扱代理店〉有限会社マツオホケンサービス
〈引受保険会社〉東京海上日動火災保険株式会社（医療・福祉法人部　法人第二課）

● その他

Q 自動車運転免許は必要ですか？

　勤務先や訪問先の地域や状況により，車，徒歩，公共交通機関，自転車など移動手段はまちまちです．勤務先により事情はさまざまだと思いますので，まずは求人に応募する前に自動車運転免許の必要性についてしっかりと確認をしてみることが必要でしょう．
　治療の内容によっては，ポータブルユニットやポータブルX線などの大きくて重い器材が必要な場合もあります．そのような場合は車でないと困難ですし，歯科衛生士の単独訪問であれば荷物も少ないので，自動車でなくとも移動は可能です．　　　　　　　（尾上）

Q 訪問で出たごみは持ち帰るのですか？ 5, 6)

　訪問診療では処置によりさまざまな廃棄物が出ます．どんな処置でもグローブは必ず使用しますし，義歯調整では切削片や咬合紙，印象採得なら印象材などが廃棄物になります．口腔ケアだけを行う場合でも，ガーゼやペーパータオルなどがあります．基本的には持参した物品や廃棄物等はすべて持ち帰り，歯科医院で廃棄しましょう．
　しかし，口腔ケアのみ行う場合では，ガーゼやペーパータオル，グローブなどは，感染を防ぐためのビニール袋などに入れて家庭で燃えるごみとして出していただくこともできます（法律では在宅医療廃棄物は産業廃棄物ではなく一般廃棄物，いわゆる生活ごみに分類されるため）．
　各ご家庭でごみに関しての認識もさまざまで，分別方法は各市町村で異なります．ご家庭で廃棄をお願いするときは，その旨を説明しご家族が納得されたうえでお願いしましょう．たとえグローブ1つでも勝手に捨てて帰ることのないよう注意しましょう．　　（村西）

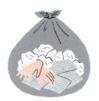

Q 口腔ケア用品は毎回持ち歩きですか？

　歯ブラシなどの口腔ケア用品は，患者さんやご家族などの介護者に了解を得たのちにご自宅に置いていきます．その際は，使用方法を指導したうえで，日常の口腔ケアで使用していただきましょう．また，訪問時はご自宅での口腔ケア用品の管理状況（歯ブラシの毛先が開いていないか，汚れていないか，コップは清潔かなど）を確認することも大事です．交換時期や口腔内の変化に合わせて適切に指導できるよう，新しい口腔ケア用品をつねに持ち歩くとよいでしょう．　　　　　　　　　　　　　　　　　　　　　　　　（川野）

■ 参考文献

Introduction
1) Yoneyama T, Yoshida M, Matsui T, Sasaki H:Oral care and pneumonia. Oral Care Working Group. Lancet, 354（9177）：515, 1999.

第3章　Notebook「高齢者の服薬について」
1) 野原幹司ほか：嚥下機能を考慮した薬物治療実践メソッド．59（9）：1783~1845，2017．
2) 若林秀隆編著：高齢者の摂食嚥下サポート―老嚥・オーラルフレイル・サルコペニア・認知症―．新興医学出版社，東京，2017．
3) 日本歯科衛生士会監修：歯科衛生士のための摂食嚥下リハビリテーション．医歯薬出版，2011．

第4章 ❷
1) 小山珠美：口から食べる幸せをサポートする包括的スキル　KTバランスチャートの活用と支援　第2版．医学書院，東京，2017，61．
2) 小山珠美・芳村直美：実践で身につく！　食・嚥下障害へのアプローチ　急性期から「食べたい」を支えるケアと技術．学研メディカル秀潤社，東京，2012．

❸
1) 全国保険医団体連合会：今日からできる歯科訪問診療の手引き　2016年度版．
2) 公益社団法人日本歯科衛生士会：在宅療養者の口腔ケア実践マニュアル．2016．

第5章 ❹
1) 東京都歯科医師会：かかりつけ歯科医と歯の健康づくりに関する調査報告．平成23年度東京都8020運動推進特別事業，2012．

連携に必要な用語　これだけは
1) 厚生労働省：平成27年度 介護給付費等実態調査．

Notebook「ケアマネジャーとの連携のポイント」
1) 厚生労働省：平成27年度介護報酬改定の効果検証及び調査研究に係る調査（5）居宅介護支援事業所および介護支援専門員の業務等の実態に関する調査研究事業報告書．

第7章
1) 社会福祉法人 世田谷区社会福祉事業団 特別養護老人ホーム 芦花ホーム：根拠と効果がわかる 介護のための口腔ケア＆体操＆レク．誠文堂新光社，東京，2015．
2) 野原幹司 編：認知症患者の摂食・嚥下リハビリテーション　1版．南山堂，東京，2011．
3) 公益社団法人日本歯科衛生士会：在宅療養者の口腔ケア実践マニュアル．公益社団法人日本歯科衛生士会，東京，2016．
4) 井上登太：5分以内で助けよう！誤嚥＋窒息時のアプローチ．株式会社gene，名古屋，2017．
5) 環境省ホームページ：在宅医療廃棄物の処理に関する取組推進のための手引き．https://www.env.go.jp/recycle/misc/gl_tmwh/index.html（2018年8月24日）
6) 日本医師会：在宅医療廃棄物の取扱いガイド．http://www.med.or.jp/doctor/report/000242.html（2018年8月24日）

索引

あ
アテローム血栓性梗塞 …………………… 43
アルツハイマー型認知症 ………………… 45
咽頭期 ……………………………………… 48
ウェアリング・オフ ……………………… 44
齲蝕治療 …………………………………… 70
栄養サポート ……………………………… 88
嚥下造影検査 ……………………………… 49
嚥下内視鏡 ………………………………… 49
オーラルフレイル ………………………… 92

か
カンファレンス …………………………… 128
痂疲 ………………………………………… 87
介護タクシー ……………………………… 125
介護医療院 ………………………………… 112
介護付き有料老人ホーム ………………… 112
介護保険制度 ……………………………… 109
介護老人福祉施設 ………………………… 112
介護老人保健施設 ………………………… 112
改訂水飲みテスト ………………………… 104
外部サービス利用型有料老人ホーム …… 112
学会分類2013（とろみ）早見表 ………… 143
看護小規模多機能 ………………………… 112
看護小規模多機能型居宅介護 …………… 112
間接訓練 …………………………………… 50
器質的口腔ケア …………………………… 98
機能的口腔ケア …………………………… 98
義歯のセット・調整 ……………………… 69
給付管理票 ………………………………… 124
居宅サービス計画書 ……………………… 33
居宅療養管理指導 …………………… 110, 93
クモ膜下出血 ……………………………… 43
グループホーム …………………………… 112
ケアハウス ………………………………… 112
ケアプラン …………………………… 124, 76
ケアマネジャー …………………… 113, 126, 55
経管栄養 …………………………………… 84

経静脈栄養 ………………………………… 84
経腸栄養 …………………………………… 84
経鼻管 ……………………………………… 84
経鼻経管栄養 ……………………………… 84
軽費老人ホーム …………………………… 112
血圧 ………………………………………… 38
血液凝固阻止薬 …………………………… 52
血管性認知症 ……………………………… 45
血清アルブミン値 ………………………… 47
血中酸素飽和度 …………………………… 38
言語聴覚士 ………………………………… 115
限度額 ……………………………………… 124
コリンエステラーゼ ……………………… 47
呼吸数 ……………………………………… 38
口腔ケア ……………………………… 51, 80
口腔ケアプラン …………………………… 95
口腔のアセスメント ……………………… 95
口腔衛生管理 ………………………… 51, 98
口腔期 ……………………………………… 48
口腔機能管理 ……………………………… 98
口腔機能低下症 …………………………… 92
抗血小板薬 ………………………………… 52
根管治療 …………………………………… 71

さ
サービス担当者会議 …………… 117, 125, 128
サービス付き高齢者住宅 ………………… 112
サービス利用計画表 ……………………… 76
サルコペニア ……………………………… 92
サ高住 ……………………………………… 112
作業療法士 ………………………………… 116
在宅診療医 ………………………………… 113
ショートステイ …………………………… 112
失語症 ……………………………………… 39
準備期 ……………………………………… 48
小規模多機能 ……………………………… 112
小規模多機能型居宅介護 ………………… 112
心原性脳塞栓症 …………………………… 43
診療情報提供書 …………………………… 61

ステロイド性抗炎症剤 …………………… 52
錐体外路症状 ………………………………… 44
成年後見制度 ………………………………… 125
摂食嚥下リハビリテーション …………… 50
摂食嚥下機能評価・訓練 ………………… 73
摂食嚥下障害 ………………………………… 48
摂食機能療法 ……………………… 101, 49
先行期 …………………………………………… 48
前頭側頭型認知症 ………………………… 45

た

多剤服用 ……………………………………… 77
多職種連携 ………………………………… 138
退院時カンファレンス …………………… 124
脱水 …………………………………………… 90
単位 …………………………………………… 124
短期入所生活介護 ………………………… 112
地域包括支援センター …………………… 125
地域密着型介護老人福祉施設入所者
　生活介護 ………………………………… 112
地域密着型特定施設入居者生活介護 … 112
地域密着型特養 …………………………… 112
地域連携室 …………………………… 115, 125
直接訓練 ……………………………………… 51
低栄養 ………………………………………… 88
とろみ ………………………………………… 92
特定施設入居者生活介護 ………………… 112
特養 …………………………………………… 112

な

認知症 ……………………………… 157, 45
認知症対応型共同生活介護 …………… 112
脳血管障害 ………………………………… 43
脳梗塞 ……………………………………… 43
脳出血 ……………………………………… 43

は

バイタルサイン …………………………… 38
パーキンソニズム ………………………… 44
パーキンソン病 …………………………… 44
パルスオキシメータ ……………………… 77
抜歯 ………………………………………… 72

反復唾液嚥下テスト …………………… 104
ビスフォスフォネート製剤 …………… 52
フードテスト …………………………… 104
福祉用具専門相談員 …………………… 117
ホームヘルパー（訪問介護員）……… 114
ポジショニング ………………………… 64
包括 ……………………………………… 125
訪問看護からの訪問リハビリテーション
　………………………………………… 125
訪問看護師 ……………………………… 114
訪問管理栄養士 ………………………… 116
訪問歯科衛生指導 ……………………… 93
訪問診療申込書 ………………………… 54
訪問薬剤師 ……………………………… 116

ま

マーゲンチューブ ……………………… 84
ミールラウンド ……………… 103, 128, 89
看取り …………………………………… 151
脈拍数 …………………………………… 38
免疫抑制剤 ……………………………… 52

や

要介護認定 ……………………………… 110
養護老人ホーム ………………………… 112

ら

ライティング …………………………… 64
ラクナ梗塞 ……………………………… 43
利用者 …………………………………… 124
理学療法士 ……………………………… 116
レスパイト ……………………………… 125
レビー小体型認知症 …………………… 45
ロングショート ………………………… 125
老健 ……………………………………… 112

欧

BMI ……………………………………… 47
SpO_2 …………………………………… 38

歯科衛生士のための
訪問歯科ハンドブック　　　　　ISBN978-4-263-42257-1

2018年9月15日　第1版第1刷発行
2025年3月20日　第1版第3刷発行

編　著　米　山　武　義

　　　　篠　原　弓　月

発行者　白　石　泰　夫

発行所　医歯薬出版株式会社

〒113-8612　東京都文京区本駒込1-7-10
TEL.（03）5395-7638（編集）・7630（販売）
FAX.（03）5395-7639（編集）・7633（販売）
　　　　https://www.ishiyaku.co.jp/
郵便振替番号 00190-5-13816

乱丁，落丁の際はお取り替えいたします　　　印刷・木元省美堂／製本・愛千製本所
Ⓒ Ishiyaku Publishers, Inc., 2018. Printed in Japan

本書の複製権・翻訳権・翻案権・上映権・譲渡権・貸与権・公衆送信権（送信可能化権を含む）・口述権は，医歯薬出版㈱が保有します．

本書を無断で複製する行為（コピー，スキャン，デジタルデータ化など）は，「私的使用のための複製」などの著作権法上の限られた例外を除き禁じられています．また私的使用に該当する場合であっても，請負業者等の第三者に依頼し上記の行為を行うことは違法となります．

JCOPY ＜出版者著作権管理機構　委託出版物＞
本書をコピーやスキャン等により複製される場合は，そのつど事前に出版者著作権管理機構（電話 03-5244-5088，FAX 03-5244-5089，e-mail：info@jcopy.or.jp）の許諾を得てください．